LA

MÉDECINE AU PRESBYTÉRE

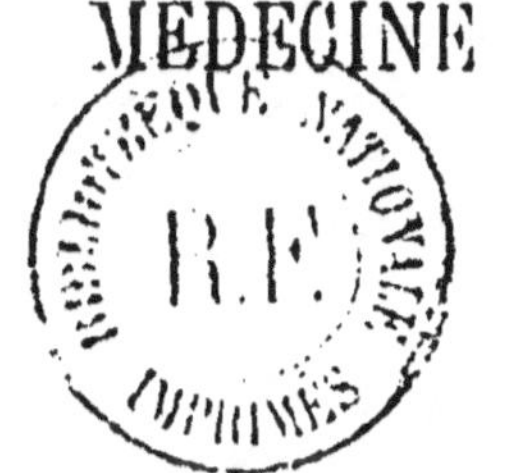

LA
MÉDECINE
AU PRESBYTÈRE

PAR

Un Curé de campagne

LYON
IMPRIMERIE EMMANUEL VITTE
18, rue de la Quarantaine, 18.

—

1899

PRÉFACE

Ce petit volume est surtout à l'usage des campagnes. Il s'adresse aux prêtres de paroisse t aux religieuses infirmières appelées à les seconder. On s'est appliqué à y donner, sur les maladies les plus communes, tous les renseinements vraiment pratiques et suffisants pour ine main intelligente et dévouée. On a laissé volontairement de côté tout le reste, affections péciales qui relèvent des spécialistes, opéra-ions chirurgicales, détails techniques qui ne ɔeuvent intéresser qu'un médecin de profession.

Le même point de vue pratique a présidé à la 'édaction de la thérapeutique. On a indiqué de ɔréférence les remèdes les plus simples, les plus la portée de tous, les plus faciles à trouver; n a mis en relief surtout les ressources mer-eilleuses et trop négligées que la Providence a léposées dans les plantes de nos champs et de ios forêts.

On nous permettra de dire que ce petit vo-

lume est le fruit d'une très longue expérience. Nous ne le destinions pas à la publicité. Il a été colligé patiemment et complété pendant des années. Des voix autorisées nous ont assuré qu'il ferait du bien et rendrait des services. C'est tout ce que nous demandons à Dieu, dans l'espérance que nos vénérés confrères ne refuseront pas de nous accorder un Memento au saint autel.

M..., 18 juillet 1899, en la fête de saint Camille de Lellis, patron des infirmes et des infirmiers.

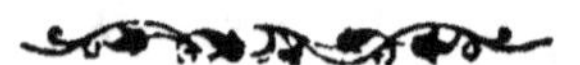

A

Abcès. — Amas ou collection de pus résultant d'une inflammation plus ou moins douloureuse de la partie où il siège et se terminant ordinairement, après l'écoulement du pus, par une plaie qui se cicatrise d'elle-même ou qu'on peut aider à cicatriser.

Le signe le plus positif de la présence d'un abcès arrivé à la période de suppuration est une tumeur à laquelle on peut communiquer par la pression un mouvement de fluctuation. Un abcès est toujours la conséquence d'une inflammation, laquelle présente toujours comme signes caractéristiques, une tumeur ou gonflement, de la rougeur et de la chaleur accompagnées de douleurs lancinantes.

On peut distinguer l'abcès chaud ou aigu, qui est la suite d'une inflammation parcourant rapidement ses périodes, — et l'abcès froid ou chronique, qui se forme lentement et presque sans douleur.

On peut distinguer également l'abcès idiopathique, qui se forme et se montre à l'endroit même de l'inflammation sans être sous la dépendance d'aucune autre affection, — et l'abcès symptomatique, qui se montre par l'écoulement du pus dans une partie plus ou moins éloignée de celle où a eu lieu l'inflammation, et qui est le symptôme d'un état morbide général ou local. Ce dernier s'appelle encore abcès par congestion.

Après l'inflammation et les douleurs lancinantes plus ou moins vives qui la caractérisent, les abcès chauds se terminent ordinairement par une suppuration ou écoulement du pus préparée et aidée, dès le commencement de l'inflammation, par des cataplasmes émollients, comme farine de graine de lin, mauve ou guimauve, qu'on rend calmants au besoin, ainsi que par des onguents maturatifs, comme l'onguent de la Mère ou l'onguent divin : ce dernier est préparé supérieurement bien par la Maîtrise de Langres. Quelquefois, pour faciliter l'écoulement du pus, on est obligé de recourir à une incision ou débridement qu'il est toujours avantageux de ne pas trop retarder. Il arrive aussi qu'un abcès se termine par résorption, ce qui est toujours mauvais, car la résorption produit une infection de la masse du sang.

Les abcès chauds sont moins graves que les froids, quoique cependant ils puissent parfois causer la mort; par exemple, lorsqu'ils siègent dans quelque organe interne comme le foie, le poumon, la rate, les reins, etc.

Quant aux abcès symptomatiques ou par congestion, ils sont généralement graves, attendu qu'ils sont l'indication et la suite d'une mauvaise constitution, qui doit être réformée par un traitement tonique et dépuratif, comme huile de foie de morue, vin de quinquina, surtout vin de gentiane, tisanes amères, iodure de fer, etc.

Abdomen. — Partie inférieure et antérieure du ventre qui est le siège d'organes très importants.

Absinthe. — Les feuilles et sommités fleuries, séchées à l'ombre, sont toniques, stimulantes, emménagogues, vermifuges et fébrifuges. On les emploie :

En infusion : sommités sèches, 10 à 25 grammes par 1 litre d'eau.

Doses par verre :

En poudre, 1 à 2 grammes comme tonique.
           4 à 15   —   — · fébrifuge.

En vin, sommités sèches, 30 grammes ;
           alcool,   60   — Après 24 heures
de contact, ajouter vin blanc généreux 1 litre et faire
macérer pendant 2 ou 3 jours.

Doses : 50 à 100 grammes.

On peut encore se servir de l'absinthe en décoction, 30 à 40 grammes par litre d'eau pour le pansement des ulcères et plaies blafardes.

Quant à la liqueur vendue par le commerce sous
le nom d'absinthe, nous dirons seulement qu'à la
dose d'une petite cuillerée à soupe dans 1 litre,
elle peut enlever à une eau de mauvaise qualité ses
propriétés malfaisantes tout en lui donnant une
saveur agréable et désaltérante : mais son abus (et
le simple usage y conduit facilement et rapidement)
produit ce terrible résultat qui lui emprunte son nom,
l'absinthisme, qui exerce sur le cerveau et sur le
système nerveux une action plus violente encore que
ce le de l'alcool, de l'opium ou du tabac. L'estomac
et le foie subissent également son influence désas-
treuse; de là les troubles de l'intelligence, les tremblements nerveux, la paralysie générale, la cirrhose, etc., qui en sont les suites aussi irrémédiables
qu'inévitables quand ses victimes n'ont pas succombé
à quelque affection aiguë.

Absorbants. — On donne ce nom à des substances
propres à s'imbiber de liquides épanchés, comme la
charpie, l'amadou, etc. On les emploie en topiques,
soit pour arrêter l'écoulement du sang dans les plaies
ou piqûres de sangsues, soit pour enlever à la peau
l'humeur qui suinte des gerçures et excoriations. Les

principaux sont : l'amadou, la poudre d'amidon, de charbon de bois, de résine, de lycopode, de quinquina, la toile d'araignée, la charpie, etc. Il est facile de les rendre calmants ou antiseptiques en y mêlant, avant de les appliquer, du camphre, du laudanum, de l'acide borique ou phénique, etc.

Il y a également pour l'usage interne des substances qu'on croit propres à s'imbiber des acides développés dans les voies digestives et à les neutraliser : comme, par exemple, la magnésie calcinée, le sous-nitrate de bismuth, la craie, le charbon végétal, qu'on emploie fréquemment contre les aigreurs d'estomac, les gastralgies, etc.

Accès. — Ensemble de symptômes cessant ou revenant à intervalles quelquefois réguliers, dans la fièvre intermittente par exemple, et se composant, quand ils sont complets, de trois temps appelés stades : froid, chaleur et sueur. Ils ne forment pas une maladie et ne sont qu'une complication de celle dans laquelle ils se manifestent.

Accouchement. — Il est naturel ou spontané lorsqu'il s'effectue par les seules forces de la nature. On l'appelle artificiel quand il réclame le secours d'une personne de l'art. Il est dit à terme quand il arrive après neuf mois, — et précoce ou tardif selon qu'il a lieu avant ou après cette époque. Lorsque le fœtus est expulsé dans les six premiers mois, on dit qu'il y a avortement. Nous n'avons à nous occuper ici que de l'accouchement spontané, soit précoce, soit tardif. Habituellement c'est l'affaire d'une sage-femme ; mais comme il est possible qu'elle n'arrive pas à temps, il est bon qu'on soit à même de pourvoir au moins aux premiers soins qui s'imposent sur-le-champ même et ne souffrent aucun retard.

Dès le septième mois, la mère doit avoir la précaution de commencer à préparer, en prévision d'un accouchement précoce qui peut avoir lieu, tous les objets qui sont nécessaires à un nouveau-né.

Le moment de l'accouchement est annoncé quelques jours auparavant par un écoulement muqueux, le gonflement des parties génitales externes ainsi que par des douleurs faibles, courtes et irrégulières, connues sous le nom de mouches, auxquelles les femmes ne se trompent pas. Le travail de l'accouchement commence par des coliques d'abord légères et irrégulières, mais qui ne tardent pas à devenir plus fortes et plus fréquentes. C'est le moment de prévenir la sage-femme et de se mettre, en attendant son arrivée, à préparer tous les objets qui vont être nécessaires.

On fera régner dans la chambre une température douce, moyenne, et on apprêtera du linge, draps et serviettes, en quantité suffisante, ainsi que du fil et une paire de ciseaux. On préparera également un lit placé de manière qu'on puisse circuler des deux côtés ; on pourra étendre une toile cirée, ou, à son défaut, un lit de papier, des journaux par exemple, entre le drap et le matelas, afin de préserver celui-ci de ce qui pourrait le salir. Près d'une porte ou d'une fenêtre qu'on devra pouvoir ouvrir au besoin sans nuire à la mère, on préparera sur une table un oreiller avec un drap plié de manière à fournir à l'enfant une sorte de lit sur lequel il recevra les premiers soins. Près de cette table, il y aura de l'eau froide et de l'eau chaude, un jaune d'œuf, un vase et une sorte de baignoire pour laver l'enfant. Il sera bon également de préparer ce qui permettra d'avoir instantanément, en cas de besoin, un feu flambant.

Pendant tout le temps que dure le travail, la patiente devra se contenter de boissons, comme infusion de feuilles d'oranger, ou eau de fleurs d'oranger, ou du bouillon. Si cependant la longueur ou la violence des douleurs produisait de l'affaiblissement, on donnerait un peu de bon vin ou du café. S'il y avait beaucoup d'agitation, on ferait respirer un peu d'éther.

La personne qui assiste la patiente, dont les douleurs deviennent de plus en plus grandes, doit se rendre compte du degré d'avancement du travail afin d'apporter son secours en temps voulu.

La sortie de la tête, car c'est elle qui presque toujours arrive la première, est précédée de celle des enveloppes du fœtus qui forment ce qu'on appelle la poche des eaux, laquelle se rompt spontanément ou ne doit pas être rompue trop tôt. Aussitôt que la tête sort, il faut, d'une main, la soutenir et la soulever un peu, afin que les liquides qui s'écoulent n'entrent pas dans la bouche ou le nez de l'enfant, et de l'autre main, soutenir fortement le périnée pour en éviter la déchirure. Dès que l'enfant est sorti, on le couche entre les jambes de sa mère, on lie fortement le cordon avec du fil, à deux ou trois travers de doigt du nombril, et on le coupe un peu plus loin. Ensuite avec du jaune d'œuf, de l'huile ou du beurre frais, on frotte l'enfant avec la main, de la tête aux pieds, de manière que le jaune d'œuf se mélange à la matière grasse qui recouvre le corps de l'enfant qu'on place alors dans un bain chaud pour le bien laver ; ensuite on l'essuie et on l'habille en tenant compte du cordon qu'on place dans un petit linge graissé avec du beurre ou mieux du cérat et qu'on maintient avec une bande qui fait plusieurs fois le tour du corps.

Lorsque l'enfant est habillé et couché, on s'occupe de la mère qui éprouve de nouvelles contractions peu violentes pour expulser la délivre ou arrière-faix. On saisit alors le cordon qu'on tire légèrement dans le sens de l'axe du bassin ; mais s'il y a résistance, on arrête, on ne se presse pas et on attend pour essayer de nouveau un peu plus tard. Si après plusieurs tentatives on n'a pas réussi, il faut se décider à nettoyer la patiente et la porter doucement dans un lit bien bassiné, car alors la femme est très sensible au froid ; après quoi on pourra sans inquiétude attendre l'arrivée d'une personne capable d'achever la besogne.

Une fois l'accouchement fini, la femme doit rester dans un calme et un repos aussi parfaits que possible. Elle est alors très impressionnable, et il faut lui éviter les émotions et les visites qui pourraient la fatiguer. Elle pourra présenter le sein à son enfant quatre ou cinq heures après l'accouchement, lors même que la sécrétion laiteuse ne serait pas complète. Celle qui ne doit pas nourrir diminuera la sécrétion laiteuse par quelques purgatifs répétés et des frictions sur les seins avec de la pommade belladonée.

Des soins spéciaux de propreté sont nécessaires pendant quelques jours pour l'aider à guérir plus vite. On peut employer pour lavages l'eau tiède phéniquée, 2 gr. par litre, ou encore deux cuillerées de goudron Guyot ou de coaltar.

Après un accouchement, on peut craindre une hémorrhagie ou perte qu'il faut surveiller et combattre au moyen de l'ergot de seigle, 2 gr. en trois fois à demi-heure d'intervalle. A craindre aussi une fièvre de lait qui demande simplement un peu de précaution. Il importe qu'une nouvelle accouchée reste une dizaine de jours au lit, dans une chambre ni trop chaude ni trop froide et tenue proprement.

Nous avons supposé que tout se passait très bien et du côté de la mère et du côté du nouveau-né. Si cependant il arrivait, et souvent il en est ainsi, que la vie de ce dernier, qui est en ce moment si fragile, soit en danger, il y aurait alors une double indication à laquelle il faudrait pourvoir pour le mieux et le plus promptement possible. Il y aurait lieu de ne pas oublier que cet enfant a une âme au salut de laquelle il y a obligation stricte de pourvoir en lui administrant le sacrement de baptême, c'est-à-dire en versant de l'eau sur la tête ou une partie principale de l'enfant et disant en même temps : Je te baptise au nom du Père et du Fils et du Saint-Esprit, et en ayant l'intention de faire ce que l'Eglise fait. Il y aurait lieu également de pourvoir le mieux et le plus promptement possible au salut du corps en y ramenant la vie. (Voir : asphyxie des nouveaux-nés.)

Acétate d'ammoniaque. — Appelé encore Esprit de Mindérétus, l'acétate d'ammoniaque est stimulant, diaphorétique, antispasmodique et utile contre l'ivresse alcoolique.

Comme sudorifique, par exemple, pour rappeler une éruption à la peau, ou dans l'asthme, on le donne à la dose de 15 à 20 gr. dans une potion ou tisane appropriée, comme racine de patience, tilleul, bourrache, hysope, violette, etc. Il est particulièrement utile contre les coliques de la dysménorrhée; on en donne de 20 à 30 et même 40 gr. dans une infusion stimulante, comme absinthe, mélisse et surtout armoise. Il est utile également contre l'ivresse alcoolique à la dose de 25 à 50 gouttes dans un verre d'eau sucrée, de thé ou de café.

C'est un bon antispasmodique, à faible dose, qu'on peut répéter plusieurs fois par jour selon les cas.

Acide borique. — Antiseptique facile et non dangereux : aussi on l'associe facilement à des décoctions, poudres, pommades pour le pansement des plaies ou bobos quelconques qu'on veut préserver d'infection ou désinfecter. Il se dissout dans l'eau bouillante à la dose de 30 gr. par litre.

Acide phénique. — C'est un des antiseptiques les plus employés :

A l'intérieur, on peut en donner de 0,50 centigr. à 1 gr. par jour délayé dans un litre d'eau pure ou de tisane : car au lieu d'eau pure on peut prendre une tisane appropriée, comme eau gommeuse, eau d'orge, de gruau, infusion pectorale, etc. Quand l'eau n'est phéniquée qu'au millième, elle peut être employée sans aucun danger pour lavage de toutes les parties du corps, pansement de toutes les plaies, gargarismes ou injections quelconques. C'est surtout dans les maladies du poumon, quand il y a expectoration abondante, que l'eau ou tisane phéniquée est utile, principalement si l'haleine est mauvaise.

A l'extérieur, la dose d'acide phénique peut être portée à 5 et même 10 gr. pour 1000. On doublerait et triplerait même la dose s'il s'agissait de l'employer par exemple en arrosages pour désinfecter une pièce d'habitation.

Contre les piqûres d'animaux venimeux, on peut le mélanger à l'alcool par parties égales et il agit alors comme caustique.

On l'associe très avantageusement à la glycérine, par exemple, ou à la vaseline pour le pansement des plaies, soit pour les préserver d'infection, soit pour les désinfecter.

L'acide phénique, étant très volatil, demande à être conservé ainsi que toutes les compositions où il entre, dans un flacon bien bouché. De même, on ne doit pas faire chauffer, mais seulement tiédir, les potions ou infusions qui en contiennent.

Pour manipuler facilement l'acide phénique et se rendre un compte exact de la dose à laquelle on l'emploie dans les tisanes, potions, gargarismes, etc., on peut se servir du moyen suivant : mettre dans un litre 50 gr. d'acide phénique pur, verser dessus, pour le dissoudre, environ 100 gr. d'alcool, puis remplir d'eau ordinaire : chaque cuillerée à soupe représentant 20 gr. du liquide donnera par là même 1 gr. d'acide phénique pur.

Dans le cas où on voudrait utiliser les propriétés antiseptiques de l'acide phénique, non sous forme de liquide, mais sous forme de poudre, par exemple amidon, quinquina, lycopode, poudre de bois, etc., on pourrait imbiber d'acide phénique dissous dans l'alcool la poudre dont on voudrait se servir en s'y prenant ainsi : Verser l'acide phénique dans un vase résistant, si on n'a pas un mortier sous la main, mettre ensuite la poudre et remuer jusqu'à mélange parfait; cette poudre se conserve très bien si on la met dans un flacon bien bouché.

Age critique. — C'est l'époque de la vie des femmes où cesse la menstruation et qui arrive vers 40 ou 45 ans, quelquefois plus tôt, quelquefois plus tard. On conçoit sans peine que la suppression d'une fonction si importante ne peut guère avoir lieu sans troubler l'organisme plus ou moins profondément, et c'est pour cela que cet âge est appelé critique ou dangereux. On l'appelle encore retour d'âge. Il peut être en effet le principe d'affections ou maladies diverses plus ou moins graves et durables pour certaines femmes dont la santé, en ce moment. laisse à désirer, ou qui ne prennent pas les précautions voulues, ou même qui commettent quelque imprudence. Cette suppression s'annonce par l'irrégularité et la diminution de la menstruation, et s'opère généralement sans accident, moyennant quelques précautions hygiéniques, régime doux et approprié à la situation, pas d'émotions vives, ni de grandes fatigues, ni de constipation, ni de refroidissement. Evidemment, le traitement ne peut pas être le même dans tous les cas, mais il doit être en rapport avec les troubles qui se manifestent et qu'il faut combattre.

Agonie. — Apparition de symptômes faisant perdre tout espoir de guérison et indiquant que le dernier instant peut arriver d'un moment à l'autre. Elle est marquée par un affaissement complet de tout l'organisme, une altération profonde de la face, une sueur froide, un refroidissement des extrémités que le sang délaisse, une respiration intermittente, pénible, quelquefois même des souffrances cruelles.

La simple humanité fait un devoir de ne pas délaisser un malade qui paraît agonisant, mais de lui prodiguer jusqu'au dernier instant tous les soins et secours possibles.

Il est bon de ne pas oublier qu'un certain nombre de malades arrivés à cette terrible extrémité conservent jusqu'au dernier souffle la faculté d'entendre et de comprendre. De là une double indication pour ceux qui entourent le moribond : 1o de ne laisser échapper auprès de lui aucune parole indiscrète ou qui puisse le contrister ou le détourner de la pensée si importante de son dernier instant; 2o de ne pas oublier l'importance qu'il y a pour un chrétien de bien utiliser ce dernier moment au point de vue de son éternité et que c'est un devoir pour tous ceux qui l'entourent de ne lui suggérer que des pensées pieuses ou quelque courte prière, de manière que ce moment suprême et décisif de toute une éternité soit utile au moribond et consolant pour ceux qui lui survivent.

Aigremoine. — Feuilles et fleurs, ou mieux sommités fleuries, légèrement amères et astringentes. On l'emploie en infusion, dans certains maux d'estomac, pour préparer l'appétit et faciliter la digestion.

En décoction, avec du miel (de préférence au sucre), elles fournissent, dans les maux de gorge, un excellent gargarisme qu'on peut rendre plus astringent en y ajoutant un peu d'alun ou de chlorate de potasse.

Infusées dans du vin blanc, elles favorisent l'expectoration, dans l'asthme par exemple.

Aigreurs d'estomac. — Sensation désagréable produite par des éructations ou rapports acides à la suite d'une mauvaise digestion. Cette indisposition cède volontiers à une purgation douce, répétée au besoin. Si elle persévère, on peut lui opposer ou le charbon de Belloc ou la magnésie calcinée à la dose d'une bonne cuillerée à café dans le tiers d'un verre d'eau sucrée.

Les personnes qui trouveraient de la difficulté à se procurer ces remèdes pourront faire cesser ces aigreurs pénibles en prenant de la craie ordinaire, un morceau de la grosseur d'une noisette, finement pulvérisée, délayée dans un peu d'eau sucrée. S'il y avait de la douleur en même temps, on pourrait ajouter quelques gouttes de laudanum.

Ail. — Stimulant, rubéfiant. C'est surtout dans les préparations culinaires qu'il trouve son emploi. Néanmoins c'est un stimulant assez énergique. Appliqué sur la peau, il détermine d'abord la rubéfaction, et ensuite une vésication suivie d'ulcération, et cela au bout d'une ou deux heures. A l'intérieur, il est employé comme vermifuge, infusé dans du lait ou simplement haché menu et mêlé au lait.

On l'emploie encore très utilement en lavements, ou mieux en injections peu profondes, contre les vers qui élisent domicile à l'entrée de l'anus chez les enfants.

Albuminurie. — Maladie constituée par une altération des reins se manifestant par la présence d'une quantité anormale d'albumine, qui est une substance semblable au blanc d'œuf, dans les urines, et aussi par de l'hydropisie qui siège particulièrement à la figure, ainsi qu'aux mains.

Ses causes les plus ordinaires sont : les refroidissements, intempérances, maladies de cœur, certaines fièvres, surtout la scarlatine. Elle débute volontiers par un frisson suivi de fièvre ainsi que de douleurs dans la région des reins ; et alors un œdème qui se porte spécialement à la figure, ne tarde pas à se former.

L'albumine trahit sa présence dans l'urine en la rendant mousseuse ; mais le moyen le plus simple de la constater, c'est de faire bouillir au feu d'une bougie, par exemple, une cuillerée d'urine fraîchement rendue ; après avoir troublé le liquide, l'albumine se coagulant formera un dépôt blanchâtre et floconneux.

Quelques gouttes d'acide nitrique versées dans l'urine produiraient le même effet.

On peut quelquefois guérir l'albuminurie en se tenant très chaudement, en prenant souvent un purgatif doux et en buvant une tisane forte de feuilles de noyer ou d'écorce de chêne. Le régime alimentaire doit être doux et substantiel ; le tout, bien entendu, combiné avec le traitement spécial de la cause qui a déterminé la maladie.

Alcali volatil ou Ammoniaque liquide. — Stimulant, sudorifique, rubéfiant, vésicant, caustique. On l'emploie utilement contre l'ivresse alcoolique, l'asthme, les piqûres d'animaux venimeux et les douleurs rhumatismales. A l'intérieur, contre l'ivresse alcoolique, on peut en donner 10 ou 15 gouttes dans un verre d'eau sucrée ou non.

Alcali volatil. — Dans les accès d'asthme on peut donner la potion diaphorétique suivante : Eau sucrée 150 gr. ; alcali volatil, de 5 à 15 gouttes à prendre en 2 ou 3 fois à 1/4 d'heure d'intervalle.

Contre les piqûres d'animaux venimeux, on l'emploie pur à l'extérieur en application sur la piqûre, et alors il est caustique ; ensuite on peut en donner de 10 à 20 gouttes dans un verre d'eau qu'on boira par cuillerée à soupe dans la journée.

Quand il s'agit de douleurs rhumatismales, l'alcali s'emploie en liniment soit avec la glycérine, soit avec l'huile d'amandes douces dans la proportion d'une partie d'alcali pour 5 de glycérine ou d'huile.

Un auteur dit que, pour remplacer la moutarde dans un bain de pieds, il suffit d'y verser quelques cuillerées à soupe d'ammoniaque.

L'alcali entre aussi comme partie principale dans la composition de l'eau sédative. V. ce mot.

Alcool. — C'est le produit de la distillation de ce qui a fermenté et qui par conséquent contenait du sucre en quantité plus ou moins grande. C'est aussi l'élément le plus important des boissons qui ont fermenté, comme vin, cidre, bière, qui en renferment en quantité variable.

L'alcool est une des substances les plus utiles à l'économie humaine. Mais ici, peut-être plus encore que dans toutes les choses bonnes, l'excès ou l'abus amène de mauvais résultats. En fait d'alcool en particulier, l'abus produit cette terrible maladie qui s'appelle, de son nom, alcoolisme, et qui a pour caractères les troubles de l'appétit, l'exagération de la soif et bientôt le tremblement des mains d'abord, puis de tous les membres, des vertiges, l'abrutissement, l'hébètement, la paralysie et enfin la mort dans de tristes conditions.

Aloës. — Tonique, stomachique et purgatif drastique suivant les doses.

Il concentre son action sur les organes situés dans le bassin, spécialement sur le rectum, et ainsi peut provoquer le flux hémorrhoïdal ainsi que la menstruation. Il convient pour combattre la constipation, surtout chez les personnes disposées aux congestions cérébrales.

Il est utile dans l'aménorrhée, mais contre-indiqué dans les hémorrhoïdes, les calculs, la rétention d'urine et chez les femmes enceintes.

Comme purgatif, la dose est très variable; on peut débuter par 0,40 centigrammes; mais on est souvent obligé d'aller jusqu'à un gramme et même plus.

Comme tonique et stomachique on en donne de 0,05 centigr. à 0,10 centigr. On peut lui associer avantageusement la poudre de rhubarbe, ainsi que celle de gentiane, mais à faible dose.

Altérants ou fondants. — On donne ce nom à des médicaments qui, pris à petite dose, modifient peu à peu la nature des humeurs et renouvellent en quelque sorte les propriétés vitales. Les principaux sont : l'iode, le mercure, l'or, l'argent, l'arsenic et leurs diverses préparations.

On les emploie dans les scrofules, dartres, et engorgements chroniques.

Alun. — Astringent puissant, non dangereux, des plus employés, mais peu à l'intérieur :

En tisane, 2 à 6 gr. pour un litre d'eau.

En gargarisme, 3 à 8 gr. pour 500 d'eau.

En injection, 8 à 15 gr. pour un litre.

Dans les maux de la bouche et de la gorge, on peut en mettre un petit morceau sur la langue et le promener dans la bouche jusqu'à ce qu'elle soit remplie d'une salive épaisse qu'on crache. Associé au blanc d'œuf et à l'eau-de-vie camphrée, il fournit un liniment qui fortifie la peau contre les engelures et les effets d'un décubitus prolongé.

Aménorrhée. — Absence du flux menstruel chez une femme où il devrait exister. Cette absence peut dépendre de différentes causes, par exemple, une disposition héréditaire, une santé chétive, ou une maladie organique.

On donne encore le nom d'aménorrhée à la suppression subite des règles, provenant, par exemple, d'un refroidissement ou d'une vive émotion.

Le traitement de l'aménorrhée doit être en rapport avec la cause qui l'a produite. Si c'est la santé qui laisse à désirer, il faut la fortifier au moyen d'un bon régime aidé par les ferrugineux, notamment l'iodure de fer et autres préparations similaires. Dans les cas de suppression subite des règles, il faut s'efforcer de les rappeler, au besoin par des emménagogues, une ou plusieurs purgations à l'aloès, des sinapismes à la partie interne des cuisses, des bains de siège chauds, et même six ou huit sangsues aux chevilles.

A l'époque de l'âge critique, l'aménorrhée ne doit inspirer aucune inquiétude; il faut simplement se borner aux soins indiqués par une bonne hygiène.

Amers. — Sont ainsi appelés beaucoup de végétaux qui appartiennent à la classe des toniques. Dans les uns, le principe amer parait pur et uni seulement à un extractif féculeux, comme dans la gentiane, petite centaurée, ményanthe, fumeterre, aunée, quassia, chicorée, pissenlit. Dans les autres, il est uni à un aromate, comme dans la camomille, l'absinthe, la plupart des labiées.

Les espèces amères sont constituées par les feuilles sèches de germandrée, les sommités fleuries de petite centaurée et celles d'absinthe.

Il faut encore ranger parmi les amers la douce-amère, le houblon, la pensée sauvage, la bardane, la patience, le cresson.

Ils sont utiles dans toutes les affections qui se lient à un vice de la nutrition.

Amidon. — Emollient très employé dans les phlegmasies intestinales, en lavements, 8 à 15 gr. par litre d'eau bouillante, et contre la diarrhée, également en lavements, mais à la dose de 15 à 50 gr. par litre d'eau bouillante.

C'est aussi un absorbant très utile, en poudre sèche et fine, camphrée au besoin (amidon 6, camphre 1), pour saupoudrer les érysipèles ainsi que les parties de la peau qui sont le siège d'irritations, excoriations, rougeurs, dartres humides. Chez les jeunes enfants et les personnes grasses qui n'ont pas l'épiderme solide, on en met entre les parties qui se touchent, pour prévenir les écorchures.

On peut également lui associer le tannin (amidon 100, tannin 1); et ainsi préparé, il fournit un excellent moyen de guérir les écorchures qui se produisent chez les personnes grasses qui se coupent en marchant. Le Dr Dehaut dit que c'est aussi un moyen extrêmement efficace et commode à employer chez les jeunes enfants dont la peau est irritée par le contact de l'urine. Il fait aussi observer que quand il forme une croûte qu'il faut enlever, on se sert d'un mélange d'eau et d'eau-de-vie.

Ampoule. — Appelée encore cloche, phlyctène, une ampoule est une petite tumeur renfermant de la sérosité épanchée entre le derme et l'épiderme. Elle siège particulièrement aux pieds à l'occasion de marches forcées ou de chaussures mal ajustées, et aux mains par suite de travaux rudes ou de froissements réitérés. Parfois elle est le résultat d'une pression violente et subite, d'un coup, par exemple, et alors la sérosité épanchée est mêlée de sang, ce qui la rend rougeâtre ou noirâtre. Il faut avoir soin de percer l'épiderme avec une épingle, et se garder de l'enlever. On applique ensuite des compresses imbibées d'eau blanche ou d'eau alcoolisée. Si cependant la sérosité était ichoreuse ou fétide, il faudrait débrider largement et panser à l'eau phéniquée; après quoi on laisserait la partie en repos jusqu'à ce qu'un nouvel épiderme se soit reproduit

Amygdales. — On donne ce nom à deux glandes qui ont à peu près la forme et le volume d'une amande. Elles sont situées chacune entre les piliers du voile du palais et ont pour fonction de produire un liquide muqueux très glissant qui doit faciliter le passage des aliments solides. Leur inflammation s'appelle amygdalite, ou angine tonsillaire, ou esquinancie ; elle est quelquefois très douloureuse, accompagnée de fièvre, d'envies de vomir, d'accès de suffocation, et se termine alors par une suppuration qui procure un soulagement instantané. Elle a ordinairement pour cause quelque refroidissement subit ou quelque variation brusque de température, et commence par de la difficulté pour avaler ainsi que par la sensation d'un corps étranger dans l'arrière-bouche.

Dès le début, il est souvent utile de prendre une purgation, à l'aloès de préférence, ou quelque vomitif répété, surtout s'il y a embarras gastrique. On prescrit également des boissons délayantes, des gargarismes émollients à la guimauve et au pavot, ainsi que des révulsifs, comme bains de pieds sinapisés.

Il peut fort bien arriver que ces gargarismes émollients ne suffisent pas ; il faut alors recourir aux astringents, comme jus de citron, infusion d'aigremoine ou de ronce miellée auxquelles on peut ajouter de l'alun ou du chlorate de potasse.

Chez certaines personnes, les amygdales s'enflamment très facilement et acquièrent un volume d'autant plus gênant qu'il est plus considérable. Dans ce cas, il y a lieu de se décider à leur extirpation.

Anasarque. — Sorte d'hydropisie généralisée u du moins très étendue envahissant particulièrement le tissu lamineux ou cellulaire et produisant par la sérosité qui s'y infiltre un gonflement non douloureux qui cède sous la pression du doigt.

Cette hydropisie diffère de l'œdème en ce qu'elle t presque généralisée au lieu de n'occuper qu'une région plus ou moins étendue. Quelquefois l'anasarque est la conséquence de l'irritation du tissu cellulaire, de quelques troubles de la nutrition ou de la fonction des reins ; d'autres fois, elle est le symptôme de quelque lésion organique du rein, du poumon, du cœur, du foie, etc. Dans le premier cas, surtout si l'impression du doigt disparaît facilement, on peut espérer une guérison plus ou moins prompte ; dans le cas contraire, comme les affections organiques sont généralement incurables, l'anasarque continue de s'aggraver jusqu'à ce qu'elle emporte le malade. V. Hydropisie.

Anémie. — Terme très employé dans le langage médical pour signifier l'absence, non précisément de la quantité, mais principalement de la qualité voulue du sang ; d'où résultent une foule de malaises, troubles et même souffrances, auxquels il faut opposer un régime qu'on appelle tonique, c'est-à-dire fortifiant soit comme régime alimentaire, soit comme médicament, surtout les amers et les ferrugineux. Ces derniers aujourd'hui peuvent s'appeler légion : car il y en a de toutes les formes et pour tous les goûts imaginables. Les signes certains de l'anémie sont la décoloration et l'affaiblissement ; et si elle existe à un degré avancé, il y a pâleur extrême de la peau ainsi que des surfaces muqueuses visibles. Les anémiques se plaignent presque toujours d'avoir mal au dos ou entre les épaules. C'est chez les vieillards seulement que l'anémie fournit un pronostic sérieux, parce que chez eux la reconstitution du sang présente bien quelque difficulté.

Anévrisme. — Un anévrisme est une tumeur produite par la dilatation des parois du cœur ou des membranes d'une artère.

L'anévrisme du cœur se divise en actif et en passif. Le premier est constitué par un épaississement des parois du cœur qui serait mieux appelé hypertrophie, attendu qu'au lieu de dilater les parois du cœur, il les rétrécit et en augmente la force contractile. L'anévrisme passif, au contraire, consiste en un amincissement des parois du cœur et par conséquent en une dilatation de ses cavités affaiblissant sa force impulsive.

Quant aux anévrismes des artères, on distingue principalement les vrais et les faux.

Les premiers sont ceux dans lesquels toutes les membranes de l'artère sont également dilatées et forment ensemble la tumeur anévrismale. Les anévrismes faux sont formés par le sang épanché hors de l'artère : d'où résulte une tumeur qui reste en communication avec l'artère. La médecine réussit à guérir certains anévrismes des artères; mais il y en a, et à plus forte raison ceux du cœur, qui sont au-dessus de toutes ses ressources.

Les personnes qui sont atteintes d'un anévrisme doivent, à titre de précaution plutôt que de guérison, exercer sur elles-mêmes une surveillance incessante tendant à éviter tout ce qui peut exciter le cœur et y faire affluer le sang en abondance, comme les efforts, fatigues, émotions, mouvements violents; suivre un régime doux, consistant principalement en laitage, œufs, légumes, féculents; pas de mets trop épicés; éviter particulièrement la constipation et recourir, au besoin, aux sédatifs du cœur comme la digitale.

Un anévrisme est toujours une affection grave, car si les parois du cœur ou de l'artère, par suite de cet amincissement qui résulte de leur dilatation, viennent à se rompre (et c'est ce qui peut arriver d'un moment à l'autre et sans aucun avertissement), c'est la mort instantanée.

Angélique. — Plante qui croit naturellement sur les Alpes, les Pyrénées, en Suisse et en Bohême, mais qu'on cultive dans nos jardins. Elle doit son nom à l'odeur aromatique suave qu'elle répand ; sa saveur est un peu amère et âcre.

La racine est la partie la plus employée ; elle est stimulante, stomachique, emménagogue et carminative ; cependant les confiseurs préparent, avec ses tiges, un condiment fort agréable, tonique et stomachique.

On l'administre :

En poudre, de 2 à 30 gr. ;

En infusion, de 15 à 30 gr. pour 1 litre d'eau bouillante ;

En teinture, 1 de racine sèche pour 6 d'alcool dont on donne de 2 à 10 gr en potion ;

En vin, de 50 à 60 gr. par litre dont on boit de 50 à 100 gr.

Angine. — C'est le terme général dont on se sert pour désigner toute affection inflammatoire de l'arrière-bouche, du pharynx, du larynx et de la trachée-artère, en un mot ce qu'on appelle vulgairement maux de gorge. Mais on n'emploie guère ce mot sans y ajouter une épithète servant à indiquer d'une manière plus précise ou le siège ou la nature exacte du mal, lorsque d'ailleurs cette affection n'a pas un nom spécial.

Si on veut considérer l'angine sous le rapport du lieu qu'elle affecte, on peut en distinguer deux espèces principales : celle qui affecte les voies alimentaires, caractérisée par la gêne de la déglutition, et celle qui a pour siège les voies respiratoires, caractérisée par la difficulté de la respiration.

On constate le siège et aussi la nature du mal en faisant placer le malade vis-à-vis de la lumière, en lui faisant ouvrir largement la bouche et tirer la langue, qu'on abaisse au moyen du manche d'une cuillère ou fourchette de manière à pouvoir découvrir et examiner le fond de la gorge.

La première espèce d'angine, appelée gutturale, est constituée par l'inflammation de la membrane muqueuse de l'isthme du gosier, du voile du palais, des amygdales. Elle se subdivise, suivant la partie spécialement affectée, en tonsillaire, qui n'occupe que les amygdales; — pharyngée, qui se borne aux parois du pharynx; — enfin en œsophagienne, si elle siège dans le trajet appelé œsophage.

L'inflammation de la muqueuse des voies respiratoires se divise en laryngée, qui affecte le larynx et est encore appelée laryngite, — et en trachéale, qui a son siège dans la muqueuse de la trachée-artère.

Dans toute angine, quelle qu'elle soit, une purgation prise dès le début ainsi que de fréquents gargarismes ou émollients ou astringents aidés par quelques sinapismes, produisent un très bon effet.

Angine simple ou pharyngée. — C'est l'inflammation de la muqueuse qui tapisse l'arrière-bouche et le pharynx. Elle a pour cause principale le froid humide, particulièrement le froid aux pieds, et s'annonce par de la difficulté pour avaler. Elle se dissipe assez volontiers au moyen de gargarismes émollients, comme une décoction de figues grasses dans du lait, une infusion de mauve ou de guimauve miellée, ou mieux une infusion de chèvrefeuille. Si les gargarismes émollients ne produisaient pas un

effet satisfaisant, il faudrait avoir recours aux astringents, comme jus de citron, aigremoine, feuilles de
ronces, auxquels on peut encore ajouter de l'alun
ou du chlorate de potasse. Dans le cas où on voudrait rendre le gargarisme calmant, on y ajouterait
quelques gouttes de laudanum, ou, pour le remplacer, deux ou trois têtes de pavot qu'on fera bouillir
un instant avant de faire l'infusion.

Angine tonsillaire ou Amygdalite, appelée encore vulgairement esquinancie. C'est l'inflammation
des amygdales ou glandes placées de chaque côté et
à la racine de la langue. Elle a les mêmes causes et
aussi les mêmes caractères que la précédente, auxquels cependant il faut joindre de la fièvre et un
sentiment de suffocation produit par le gonflement
de ces glandes, qui prennent parfois des proportions
si considérables que le malade craint d'étouffer.

Dès le début, un bon purgatif, l'aloès de préférence, est toujours avantageux. On y ajoute des bains
de pieds sinapisés souvent répétés et des gargarismes
astringents, ainsi que des compresses d'eau sédative
très forte placées sur le côté du cou.

L'amygdalite se termine quelquefois par résolution, le plus souvent par un abcès douloureux et
très gênant tant qu'il n'est pas arrivé à sa dernière
période, c'est-à-dire à la suppuration qui procure
un soulagement instantané aussitôt qu'elle s'établit.

Si on veut considérer une angine par rapport à la
nature de la maladie, on peut distinguer : l'angine
couenneuse, la granuleuse, et la gangréneuse.

Angine couenneuse. — Outre la gêne pour
avaler et la rougeur des parties atteintes, cette angine a pour caractère spécial la formation de fausses
membranes, exsudation particulière d'un aspect lar-

dacé, jaunâtre ou noirâtre et en plaques irrégulières. Ces plaques se développent promptement, se boursouflent et se détachent par petits morceaux que le malade rejette. En même temps que ces symptômes, il y a fièvre, haleine infecte, abattement, toux et altération de la voix. Il arrive assez souvent que cette exsudation s'étend au larynx et à la trachée-artère. C'est alors le croup. (Voir ce mot.)

Cette angine atteignant les voies aériennes est toujours grave; et le danger consiste principalement en une sorte d'empoisonnement par résorption purulente qui se produit au contact des fausses membranes, ainsi que dans le travail gangréneux qui se fait en même temps dans l'économie.

Il importe donc d'empêcher, si possible, ou en tous cas de détruire le plus tôt et le mieux possible, cette formation de fausses membranes, et en même temps de soutenir l'état général du malade au moyen d'une bonne alimentation. Le reste du travail est l'affaire du médecin.

Angine granuleuse. — Elle est commune chez les personnes qui sont obligées de parler beaucoup, ainsi que chez celles qui sont sujettes aux affections cutanées appelées herpétiques ou autres. Elle est caractérisée par une altération de la voix continue ou intermittente, par un besoin fréquent de faire une respiration brusque, pour débarrasser le larynx d'un obstacle qui s'oppose à son libre exercice.

Indépendamment du traitement des affections générales cutanées qu'elle complique, on doit attaquer cette angine par l'habitation d'un climat chaud, des eaux sulfureuses en boissons et en gargarismes, des balsamiques et surtout par les topiques comme le nitrate d'argent, la teinture d'iode, etc.

Angine gangréneuse. — Elle est caractérisée par le développement de taches irrégulières d'un blanc jaunâtre ou grisâtre et d'un aspect lardacé, qui souvent s'étendent rapidement sur les amygdales, sur les côtés du pharynx et sur le voile du palais. Ces taches ne sont pas des ulcères, mais de fausses membranes que le malade rejette par des vomissements. Cette gangrène est toujours un pronostic défavorable.

Enfin, il y a encore une angine appelée angine de poitrine, caractérisée par une grande difficulté de respirer, une constriction douloureuse à travers la poitrine; la face est altérée, le pouls est modifié et toujours diminué de volume; le malade est en proie à l'inquiétude et éprouve comme le sentiment de sa fin prochaine.

Cette maladie est rare ; elle indique une lésion du cœur à la suite de laquelle la mort arrive presque toujours.

Pendant les accès, il faut faire respirer de l'éther, administrer des cordiaux et appliquer des révulsifs. Dans l'intervalle des accès, il convient d'employer les iodures et l'arséniate de soude.

Anis. — L'anis (semences) a une odeur agréable très prononcée, une saveur aromatique légèrement chaude et sucrée. Il est stimulant, stomachique et carminatif.

On l'emploie contre les coliques et flatuosités dépendant d'un état de faiblesse du canal intestinal ou de la présence de substances peu digestes dans les voies alimentaires, en infusion théiforme à la dose de 5 à 10 gr. pour 1 litre.

On l'emploie souvent aussi pour masquer la saveur de certaines substances médicamenteuses, et on l'associe à certains purgatifs à l'effet de neutraliser les flatuosités et les tranchées qu'ils peuvent occasionner.

On en extrait une huile essentielle qui peut s'employer à la dose d'une goutte sur un morceau de sucre ou dans une infusion aromatique.

Ankylose. — Elle a pour effet l'abolition du mouvement d'une articulation naturellement mobile. Elle est vraie s'il y a soudure des extrémités articulaires entr'elles, et fausse quand elle résulte de l'adhérence des feuillets de la membrane synoviale ou de la non souplesse des faisceaux ligamenteux et des muscles qui avoisinent l'articulation. Elle peut encore provenir d'une sorte de concrétion qui se forme dans les membranes synoviales pendant l'immobilité prolongée qu'elle suppose toujours, à la suite par exemple d'une fracture, luxation, entorse, tumeur blanche, etc.

L'ankylose vraie est incurable. Quant à la fausse, on peut entreprendre ou de la guérir ou de la diminuer au moyen de pommades fondantes appliquées à temps et pendant longtemps sur le mal. Souvent une application d'écrevisses pilées en guise de cataplasme et supportée aussi longtemps que possible produit un bon effet.

Anthrax. — C'est une tumeur inflammatoire du même genre mais plus grave et plus douloureuse que celles qu'on appelle clous, furoncle, charbon.

L'anthrax bénin est généralement précédé de malaises ou de fièvre; la tumeur est dure, douloureuse et d'une couleur livide avec chaleur brûlante; après quelques jours elle acquiert plusieurs centimètres de diamètre et fait saillie au-dessus du niveau de la peau qui se perce généralement en plusieurs en-

droits et se crible de trous laissant sortir du pus san-
guinolent. Un traitement énergique dès le début
(purgation, débridement par une incision cruciforme
et cautérisation) est ordinairement très avantageux.
En tout cas, il faut aider la maturation de la tumeur
jusqu'à sa suppuration par des cataplasmes émollients
calmants et phéniqués, qui hâteront la sortie d'un
bourbillon ou escharre gangréneuse qui occupe le
centre de la tumeur, laquelle devient alors une sorte
de plaie qui ne se cicatrise que lentement et difficilement.

L'anthrax malin appelé aussi quelque part puce
maligne, charbon malin, commence par une petite tache qui ressemble à une piqûre de puce,
d'où lui vient son nom, avec chaleur et démangeaison. Bientôt il se forme une petite vésicule sous laquelle on aperçoit un petit tubercule livide, puis noir
et gangréneux. Le mal gagne les parties profondes
et empoisonne l'économie ; la fièvre se déclare avec
prostration extrême, et la mort ne tarde pas à arriver. Un des caractères les plus pernicieux de cette
maladie et qui lui a fait donner le nom de maligne,
c'est que la douleur ou souffrance qui devrait résulter du gonflement de la tumeur et des parties cir-
convoisines n'est pas en proportion avec le danger
et trompe ainsi le malade.

La pustule maligne demande un traitement prompt
et énergique : débridement, cautérisation profonde
et pansements antiseptiques fréquents à l'extérieur,
toniques et dépuratifs à l'intérieur.

Un anthrax, même bénin, est toujours une affection
sérieuse, non tant par elle-même que par l'état général dont elle est en quelque sorte la conséquence, et
qui exige un usage prolongé des dépuratifs et des

toniques. Un anthrax, surtout celui à répétition, est souvent lié à une affection diabétique à laquelle il faut veiller, car chez les diabétiques cette complication est souvent très grave. Quant à l'anthrax malin, il n'est pas rare qu'il se termine par la mort.

Antiphlogistique. — On donne ce nom aux divers moyens qu'on emploie pour combattre l'inflammation : ce sont les émissions sanguines (saignées ou sangsues), les émollients, les tempérants, les astringents, la diète, le repos, etc.

Antipyrine. — Substance tirée du goudron de houille et employée pour combattre les troubles nerveux de la sensibilité, les névralgies rhumatismales, les rhumatismes, la migraine, etc., à la dose de 1 ou 2 gr. par jour en 4 ou 5 fois, dans un peu d'eau sucrée ou non.

Nota. — L'exalgine, produit assez récent, est d'un emploi plus facile et préférable contre le symptôme douleur.

Antiscorbutiques. — Médicaments regardés et employés comme utiles contre le scorbut, comme le cresson, le cochléaria, le raifort et, à un degré divers, les amers ainsi que la plupart des plantes appelées crucifères.

Antiscrofuleux. — Substances qui sont de nature à modifier l'état général de l'économie d'où dépend l'affection dite scrofuleuse : ce sont les amers, les toniques et les stimulants, notamment l'iodure de potassium, l'arséniate de soude, l'huile de foie de morue, le protoiodure de fer, etc.

Antiseptiques. — Substances capables de combattre la tendance des humeurs et des solides à la putréfaction, en détruisant les microbes, et de réveiller l'action des parties menacées de putréfaction ou mortification. Les plus employés sont l'acide phénique, le lysol, l'acide salicylique, le coaltar saponiné, le camphre, le chlorure de chaux, l'iodoforme, le salol et l'acide borique. Ce dernier, ayant l'avantage d'être en poudre et sans odeur, est d'un usage très fréquent pour le pansement des plaies, pour gargarismes et injections dans les démangeaisons. On fait aujourd'hui, avec raison et dans une large mesure, tant à l'intérieur qu'à l'extérieur, un fréquent usage de ce qu'on appelle l'antisepsie, qui a pour but, au moyen des principales substances indiquées ci-dessus, de supprimer autant que possible l'action des germes septiques répandus en nombre considérable dans l'air ou apportés par les personnes qui en ont subi l'influence, ou qui tout simplement ont approché ou soigné ceux qui subissaient l'influence de ces microbes.

Antispasmodiques. — Substances propres à combattre ou calmer les agitations ou désordres nerveux appelés spasmes, maux de nerfs, etc. Les plus employés et les plus utiles sont : l'éther, le chloral, le camphre, la valériane (racine), les fleurs de tilleul, l'oranger (feuilles) et le bromure de potassium, ainsi que tous les toniques, car la plupart du temps ces maux de nerfs sont symptomatiques d'une anémie plus ou moins grande. L'hydrothérapie est encore un antispasmodique fort utile.

Apéritifs. — On donne ce nom à toutes les substances, médicamenteuses ou non, qui sont aptes à désobstruer les voies alimentaires et par là même à ouvrir l'appétit. Toutes les plantes amères, aromatiques, jouissent de cette propriété, notamment le quinquina et la gentiane, soit sous forme de vin, soit simplement à l'eau. Quelquefois un purgatif ou un vomitif sont nécessaires. Il va sans dire qu'un exercice au grand air est encore le meilleur des apéritifs.

Aphtes. — Ce sont de petites vésicules se transformant en deux ou trois jours en ulcérations douloureuses à bords rouges et à fond jaunâtre qui se produisent sur la muqueuse à l'intérieur de la bouche. On distingue ceux des adultes et ceux des nouveaux-nés. Les premiers sont encore ou discrets, c'est-à-dire en petit nombre, isolés, — ou confluents, c'est-à-dire nombreux, rapprochés, et alors il y a fièvre, haleine fétide, salivation et troubles des organes digestifs.

Pour les aphtes discrets, on se borne à des gargarismes astringents (car les émollients sont la plupart du temps sans effet), notamment au borax ou au chlorate de potasse. Lorsqu'ils sont confluents, on emploie plus avantageusement le jus de citron avec lequel on les touche souvent. Le régime général doit être doux et léger.

Les aphtes des nouveaux-nés s'appellent encore muguet et consistent en de petites taches blanches sur la muqueuse de la bouche ressemblant assez bien à de petits fragments de lait caillé ou à des grains de semoule. La succion et la déglutition deviennent difficiles, le ventre est ballonné et l'enfant affaibli et abattu. Le muguet attaque plus volontiers les enfants élevés au biberon. Un air pur, un local salubre et une propreté extrême sont les meilleurs moyens pour l'éviter. Lorsqu'il est déclaré, il faut laver souvent la bouche avec du miel rosat auquel on ajoute environ un dixième de sel de Vichy. S'il le fallait, on appliquerait le traitement des adultes, c'est-à-dire du miel avec du borax ou du chlorate de potasse qu'on promènerait légèrement mais fré-quemment sur les surfaces malades au moyen d'un pinceau de charpie. Le muguet n'étant que le déve-loppement d'un champignon (oïdium albicans), il faut se garder d'employer des acides qui le favori-seraient au lieu de le détruire.

Il va sans dire qu'il ne faut pas négliger les com-plications qui peuvent survenir, comme la diarrhée et la débilitation. On peut opposer à la première des lavements légèrement laudanisés (une demi-goutte ou une goutte, suivant l'âge de l'enfant), et à la se-conde du sirop de quinquina. On ferait avantageuse-ment usage de lotions générales au vin aromatique comme tonique et stimulant.

L'apparition du muguet chez un individu malade, quel que soit son âge, et surtout si la maladie est chronique, est toujours du plus fâcheux augure.

Apiol. — V. Persil.

Apoplexie. — Paralysie soudaine ou suppression plus ou moins complète de la connaissance, du sen-timent et du mouvement dans tout ou partie du corps avec lésion des principales facultés de l'âme, et qui peut se terminer par la mort, comme cela se voit souvent, et d'une manière instantanée ; par exemple, dans l'apoplexie appelée foudroyante.

L'apoplexie est toujours une affection du cerveau produite par une congestion sanguine ou séreuse, avec ou sans épanchement de ces liquides. Ses causes principales sont : un âge avancé, un tempérament sanguin, la pléthore, un repas trop copieux, les boissons alcooliques, les émotions violentes, etc.

Lorsqu'une personne est atteinte d'une congestion cérébrale, il faut desserrer ses vêtements surtout autour du cou et de la poitrine, l'exposer au grand air, la tête très élevée, promener des sinapismes sur les membres inférieurs ou au moins y pratiquer des frictions stimulantes, appliquer des compresses froides sur le front, faire respirer, si possible, quelque stimulant, comme vinaigre, eau-de-vie, eau de Cologne, ou quelque plante fortement aromatique qu'on aura eu soin de froisser. S'il y a peu de temps que le malade est sorti de table, on essaiera de le faire vomir en lui chatouillant le fond de la gorge avec les barbes d'une plume. Il sera également utile de lui administrer un lavement d'eau fortement salée avec du sel de cuisine. On peut prévenir le retour d'un pareil accident au moyen d'un régime doux, peu substantiel et en entretenant la liberté du ventre.

Argentine. — Ses feuilles, d'un blanc d'argent, qui lui ont valu son nom, sont d'une saveur un peu acerbe et douées d'une propriété astringente assez marquée qui les fait employer particulièrement dans la dysenterie, en décoction, à la dose de 20 gr. pour 500 d'eau.

Armoise. — Appelée encore Herbe de la St-Jean, l'armoise (feuilles et sommités) est stimulante et antispasmodique: elle s'emploie dans les mêmes circonstances à peu près que l'absinthe, dont toutefois les propriétés sont plus énergiques. Si, comme emménagogue, ses effets ne répondent pas toujours à ce qu'on en attend, il est cependant certain qu'elle favorise le flux menstruel dont le retard ou la disparition dépend d'une cause purement atonique ou nerveuse, pourvu qu'on l'administre à temps et à dose un peu forte.

En infusion (sommités fleuries) : 10 à 30 gr. pour un litre d'eau.

En infusion vineuse : même dose dans du vin blanc généreux.

En poudre (plante sèche) : 2 à 4 gr. dans miel, confiture, vin.

En fumigation : 60 à 100 gr. pour un litre d'eau bouillante, dont on dirige la vapeur vers les organes.

Arnica. — Les fleurs d'arnica constituent un remède populaire très employé comme stimulant et vulnéraire contre les accidents résultant de coups, chutes, contusions, commotions, foulures... En infusion, 8 à 15 gr. par litre d'eau.

On peut aussi employer la racine, soit en poudre à la dose de 0,25 à 0,30 centigr. par jour, soit en décoction, 8 gr. pour 500 d'eau.

La teinture se donne à la dose d'une cuillerée à soupe dans un verre d'eau sucrée. On l'associe avantageusement à l'eau blanche en lotions ou compresses sur les contusions.

L'arnica est encore utile dans les rhumatismes chroniques et un bon fébrifuge.

Arsenic. — Au moyen de ses divers composés, arséniate de fer, d'or, de soude, etc., l'arsenic fournit des médicaments très précieux comme stimulants, dépuratifs, antipériodiques, antiherpétiques, et toniques-analeptiques. Mais il ne faut pas oublier qu'en même temps c'est un poison qui demande les plus grandes précautions ; il faut toujours s'en rapporter rigoureusement aux prescriptions du médecin.

Artères. — Les artères sont en quelque sorte un prolongement du cœur et sa distribution dans toutes les parties du corps jusqu'aux extrémités. Ce sont des vaisseaux devenant moins gros au fur et à mesure qu'ils s'éloignent du cœur; ils sont formés par trois tuniques dont l'une, celle du milieu, est élastique, ce qui explique le mouvement du sang et pourquoi une artère ne se referme pas, mais reste béante quand elle a été coupée.

L'artère a donc pour fonction de continuer le mouvement imprimé au sang par la pulsation du cœur, de manière à le faire parvenir jusqu'à l'extrémité des membres d'où, par l'intermédiaire des veines, il revient au cœur, puis du cœur aux poumons, pour se vivifier. Et pour cela, l'artère a, comme le cœur, un battement continuel qui consiste en deux mouvements, l'un de dilatation, qu'on appelle diastole, et l'autre de contraction, qu'on appelle systole. Il y a en conséquence deux systèmes d'artères prenant tous deux leur origine au début dans le cœur: l'un, c'est l'artère pulmonaire, est chargé de conduire dans les poumons où il doit retrouver ses qualités vivifiantes, le sang noir, sang veineux, amené au cœur par les veines; l'autre, c'est l'aorte ou grande artère, a pour office de distribuer dans tous les organes du corps le sang vivifié, sang artériel, qui alors est de couleur rouge et qui vient des poumons.

C'est un phénomène de tous les instants que le sang qui doit donner la vie à tout le corps vient puiser ses éléments vivifiants dans son contact avec l'air respirable, au moyen des poumons, pour, de là, se rendre dans le cœur dont l'impulsion le conduit dans tous les membres jusqu'à leurs extrémités au moyen des artères. Une artère peut être le siège d'un anévrisme. (V. ce mot.)

Ascarides. — Genre d'entozoaires caractérisés par leur corps cylindrique sillonné d'une rainure de chaque côté et aminci aux deux bouts ainsi que par leur bouche garnie de trois papilles charnues entre lesquelles elle se présente quelquefois sous la forme d'un petit tube.

On distingue l'ascaride lombricoïde et l'ascaride vermiculaire ou oxyure. Le premier séjourne ordinairement dans l'intestin grêle ; le semen-contra de 0,30 centigr. à 1 gr. en poudre ainsi que les infusions d'absinthe conviennent fort bien pour le détruire. Quant aux oxyures, ce sont de très petits vers qui existent souvent en très grand nombre dans le rectum et se font sentir par des démangeaisons insupportables. Ils résistent fort bien aux médicaments internes, qui, décomposés par la digestion, lorsqu'ils arrivent à eux, ne peuvent leur faire aucun mal. On les combat alors par des lavements d'infusion de semen-contra, d'absinthe, de sauge, de tanaisie, d'ail, ou simplement d'eau pure très froide. Ces lavements doivent être répétés pendant quelque temps si on veut obtenir une guérison radicale. Il ne suffit pas en effet d'expulser ceux qui existent pour le moment, il faut encore en empêcher la reproduction.

Ascite. — Nom donné à l'hydropisie lorsqu'elle occupe la partie inférieure du ventre. Le signe caractéristique de l'ascite est une tuméfaction du bas-ventre égale et régulière lorsque le malade est debout ou couché sur le dos ; dans toute autre position, le liquide qui constitue la maladie, cédant naturellement à son propre poids, distend le côté sur lequel le malade est couché. Il y a d'abord fluctuation manifeste, puis gonflement des extrémités inférieures ; urine rare et rouge, soif intense, dyspnée, amaigrissement..... V. hydropisie.

Asperge. — Tout le monde sait que l'asperge

fournit un aliment recherché et que l'eau dans laquelle on la fait cuire est douée de propriétés diurétiques. Mais ses racines ne sont pas moins utiles comme diurétiques et apéritives dans les obstructions des viscères abdominaux, la jaunisse, etc.

Le sirop de pointes d'asperges est très renommé comme sédatif de l'action du cœur et comme diurétique.

Asphyxie. — Suspension ou suppression du phénomène de la respiration par défaut d'air respirable, et par suite, cessation des fonctions cérébrales, de la circulation et de toutes les autres fonctions, pendant un temps plus ou moins long et par conséquent pouvant causer la mort.

Un grand nombre de causes peuvent produire l'asphyxie, les unes volontaires, les autres involontaires, comme le gaz du charbon, des égouts, des fosses d'aisances, puits, citernes, cavernes, cuves en fermentation, froid intense, chaleur excessive, fumée, etc. Il y a aussi l'asphyxie des nouveaux-nés, pendus, noyés, etc.

L'asphyxie est toujours dangereuse ou à craindre, et demande, pour la prévenir, des précautions et, pour y remédier, s'il en est temps encore, des soins prompts et intelligents qui naturellement se résument tous en ce point unique : rétablir ou ramener par les moyens les plus aptes et les plus prompts la respiration et la circulation suspendues.

Personne ne peut ignorer que ni l'homme ni les animaux ne peuvent vivre dans un lieu où une lumière s'éteint d'elle-même : en conséquence, toutes les fois qu'il s'agit de pénétrer dans un endroit dont on ne connaît pas très bien la situation par rapport à l'air respirable, il est toujours prudent de se faire

précéder d'une bougie allumée et, à plus forte raison, s'il y a lieu de soupçonner que l'air n'y soit pas
à l'état normal.

Traitement général. Un point qu'il est de la plus haute
importance de ne pas perdre de vue, dans tous les
genres d'asphyxie, c'est d'empêcher le refroidissement
ou de rétablir la chaleur normale chez l'asphyxié. La
première chose à faire, c'est de soustraire l'asphyxié
à la circonstance qui a causé l'accident, le placer au
grand air, le débarrasser de ses vêtements, le tenir
la tête élevée, puis faire en sorte de rétablir la respiration et la circulation; pour cela, on cherche à
imiter les mouvements de la respiration, en élevant
les bras jusqu'à la hauteur de la tête et en les abais-
sant aussitôt contre les côtés de la poitrine qu'on
comprime un peu.

On peut encore aider à rétablir la respiration en
mettant à portée des organes ou voies respiratoires,
soit quelques spiritueux, eau-de-vie, vinaigre, eau de
Cologne, soit quelque plante fortement aromatique
qu'on aura soin de froisser un peu; pareillement, en
jetant par aspersion sur la figure et à plusieurs
reprises de l'eau pure froide ou vinaigrée, qu'on
essuie ensuite avec une serviette chaude pour recommencer ensuite, frictionner le corps avec une liqueur
spiritueuse quelconque et des linges chauds, chatouil-
ler la plante des pieds, le dedans des cuisses et
l'épine dorsale avec une brosse dure, administrer un
premier lavement avec de l'eau vinaigrée froide et,
quelque temps après, un second avec de l'eau fortement salée, également froide.

Ces secours doivent être continués pendant longtemps, lors même qu'ils paraîtraient infructueux :
on a vu des asphyxiés ne donner signe de vie qu'après

plus de deux heures de mort apparente. Lorsque l'asphyxié revient à lui, on lui donne, à petites doses, un vin généreux, ou un peu de café, ou une potion cordiale. On oppose aux accidents consécutifs, s'il en survient, le traitement qu'ils réclament.

Asphyxie par submersion : noyés. — Quand un noyé vient d'être retiré de l'eau, privé de sentiment et de mouvement, il est bon de le coucher un instant sur le côté droit, la tête légèrement inclinée en bas pour lui faire rendre le peu d'eau qu'il peut avoir et débarrasser le nez ainsi que la bouche des glaires ou mucosités qui peuvent les obstruer (il faut se garder de suspendre un noyé par les pieds sous prétexte que l'asphyxie a été produite pour avoir avalé une trop grande quantité d'eau et qu'il faut la faire sortir), ensuite on le débarrasse de ses vêtements pour l'envelopper dans des linges secs et chauds : après quoi on cherchera à rétablir la respiration et la circulation comme il a été dit ci-dessus. Lorsque le noyé aura repris connaissance, on lui donnera quelques gouttes d'un liquide spiritueux, mais on ne continuera à lui en donner que s'il peut l'avaler facilement. Dans le cas où le noyé serait resté dans l'eau glacée, il faudrait le traiter comme l'asphyxié par le froid, c'est-à-dire ne le réchauffer que très lentement.

Asphyxie par le froid. — Il ne faut pas oublier qu'en réchauffant trop précipitamment ou en secouant brusquement, on achèverait l'œuvre du froid, de manière que la mort serait irrémédiable. Il faut donc ne réchauffer le malade que lentement, d'abord sur le lieu même, autant que possible ; lorsque la chaleur naturelle commence à revenir, on peut le transporter dans une chambre qu'on laissera ouverte. On commence par le déshabiller et le frictionner avec de la neige ou de l'eau froide, puis avec des linges secs chauds et on essaye de lui faire respirer quelque spiritueux comme il a été dit ci-dessus. Si on le voit se déraidir, c'est un signe favorable, la chaleur ne tardera pas à revenir ainsi que la respiration; on pourra alors l'enrouler dans une couverture et lui donner un peu de vin ou un cordial quelconque.

Asphyxie par strangulation : pendus. — Se hâter de couper la corde et appliquer le traitement général ci-dessus.

Asphyxie par le charbon. — Débarrasser le malade de ses vêtements et l'exposer au grand air, la tête très élevée, ensuite employer les moyens indiqués au traitement général en y ajoutant des sinapismes aux pieds et aux mains.

NOTA. — L'asphyxie par des gaz méphitiques, comme gaz des fosses d'aisances, égoûts, puits, cavernes, etc., se traite comme l'asphyxie par le charbon.

Asphyxie des nouveaux-nés. — Il arrive assez souvent qu'un enfant qui vient au monde est bleu, violacé, a les lèvres gonflées, les yeux saillants, la langue collée au palais et que la respiration s'établit mal ou même ne s'établit pas du tout. Dans ce cas, comme dans les autres asphyxies, il faut chercher à ranimer l'enfant. La première chose à faire est de couper le cordon et de laisser couler quelques cuillerées de sang, à plusieurs fois même s'il le faut, avant de le lier. Le plus souvent la respiration s'établit aussitôt, si d'ailleurs rien ne s'oppose à l'entrée de l'air. Si des glaires ou mucosités s'opposaient à l'entrée de l'air dans les voies respiratoires, il faudrait les débarrasser promptement.

Dans le cas où l'enfant serait pâle et décoloré, il ne faudrait pas laisser perdre de sang ; et alors on emploierait, pour le ranimer, les moyens indiqués au traitement général.

Si ces moyens ne sont pas suffisants, il faut recourir aux frictions sèches avec la main, une brosse ou de la flanelle sèche ou imbibée de liqueurs irritantes, comme le vinaigre ou l'eau-de-vie. Un bon moyen consiste à frapper légèrement les fesses et les épaules avec une serviette mouillée. Si l'on n'obtient encore pas le résultat désiré, il faut en venir à l'insufflation de l'air pratiquée avec persévérance.

Assaisonnements. — Appelés encore condiments, épices, les assaisonnements sont formés par une quantité de substances qu'on peut ajouter aux aliments proprement dits, soit pour leur donner un goût plus agréable, soit pour en faciliter la digestion. En excitant les muqueuses de l'estomac ou mieux des voies digestives, les assaisonnements y font affluer le sang qui les met à même de sécréter en plus grande abondance les sucs indispensables à la digestion. Cette irritation, lorsqu'elle est modérée, ne peut qu'être avantageuse ; mais si elle est exagérée, elle produira certainement un mauvais effet. Il est donc bon de n'user d'assaisonnements que dans la mesure du nécessaire pour assurer une bonne digestion. Quant aux condiments très énergiques, comme piment, gingembre, etc., ils ne sont nécessaires que dans les pays où ils végètent naturellement.

Asthme. — Dans le langage vulgaire on désigne sous ce nom plusieurs affections nerveuses ayant les poumons pour siège et caractérisées par une grande difficulté de respirer se faisant sentir par des accès plus ou moins longs et pénibles et séparés les uns des autres par des intervalles irréguliers. L'asthme, qu'on ne peut guérir mais simplement calmer, au moyen par exemple d'antispasmodiques et même de narcotiques, surtout la jusquiame et la belladone, l'eau de laurier-cerise, à l'intérieur, ainsi que par des dérivatifs à l'extérieur comme sinapismes aux pieds, manuluves chauds, fumigations, narcotiques, belladone, jusquiame, datura, papier nitré, etc., peut se terminer assez promptement par la mort. C'est ce qu'on appelle vulgairement un asthme arrêté, c'est-à-dire que l'engorgement des poumons, au lieu de se dissiper ou de diminuer, continue ou augmente.

Astringents. — Les astringents forment une classe de médicaments très nombreux ; la plupart sont des acides très étendus ou des sels, qui ont à divers degrés la propriété de déterminer dans les parties avec lesquelles on les met en contact une sorte de crispation, de resserrement et par là même d'arrêter ou de diminuer une évacuation.

Les principaux sont : l'alun, le sulfate de zinc, acétate de plomb, perchlorure de fer, écorce de chêne, noix de galle, roses de Provins, fraisier, ronce, aigremoine, benoite, potentille, tormentille, grande consoude, salicaire, etc.

On peut encore regarder comme astringents le quinquina, bistorte, tabac, noyer, bourse à pasteur, ortie blanche, borax, chlorate de potasse, sulfate de fer, orpin, eau blanche, eau de Rabel, etc.

Atonie. — Manque de ton ou de force qui a généralement pour cause un sang pauvre soit comme quantité soit comme qualité. Elle est appelée générale ou locale, selon qu'elle s'étend à l'organisme tout entier ou à une partie seulement. L'atonie générale est ou primitive ou consécutive. Dans le premier cas, elle peut être le résultat d'une constitution lymphatique, de privations, de pertes sanguines, du progrès de l'âge, sans qu'il y ait altération d'aucun organe. Elle réclame alors un traitement tonique excitant. Dans le second cas, elle est le symptôme ou l'effet d'une maladie plus ou moins grave, par exemple la phtisie, la fièvre typhoïde.

Cette distinction est d'une grande importance pratique, attendu, par exemple, que le traitement qui convient parfaitement dans le premier cas pourrait ne faire qu'augmenter la maladie et par conséquent l'atonie dans le second cas. Exemple : un traitement destiné à guérir l'atonie de l'estomac résultant d'une fièvre ne ferait qu'augmenter cette fièvre.

Atrophie. — Défaut de nutrition et par suite diminution dans le volume ou la masse d'un organe. S'applique à un organe ou membre qui ne se nourrit pas suffisamment pour atteindre son complet développement; ou qui, après s'être développé, diminue de volume parce que ce qui constitue sa nourriture cesse d'y affluer normalement. Dans certains cas, lorsque l'atrophie a pour siège certains organes comme, par exemple, un bras ou une jambe, on essaye d'y remédier au moyen de frictions stimulantes; on emploie volontiers l'eau-de-vie camphrée, le vin aromatique, etc. Quelquefois l'électrisation produit un bon effet.

Attaque. — Invasion ordinairement subite, régulière ou non, d'une affection qui est sujette à retours plus ou moins fréquents, comme apoplexie, épilepsie, goutte, rhumatismes, etc. Mais cette expression s'applique particulièrement à ce qu'on appelle attaque de nerfs ou surexcitation plus ou moins subite, spasmodique, des nerfs et qui, sans présenter de danger sérieux, ne laisse pas cependant d'inspirer quelque crainte. C'est pourquoi il ne sera pas inutile de connaître les principaux moyens qui permettent de se tirer d'embarras.

Lorsqu'une personne est sous l'influence d'une attaque, il faut éloigner d'elle toute cause d'excitation, desserrer au moins les vêtements qui gêneraient la respiration et la circulation, la placer sur un lit autour duquel on puisse circuler et veiller à ce qu'elle ne se blesse pas dans ses mouvements désordonnés, qu'il ne faut pas contrarier tant qu'ils ne présentent aucun danger. Il ne faut ni la presser de questions ni vouloir lui faire prendre quelque chose contre son gré. C'est seulement quand la crise est apaisée qu'on pourra l'engager à prendre un peu d'eau sucrée additionnée d'eau de fleurs d'oranger, d'éther ou de quelque autre cordial qu'on pourra se procurer et qu'elle voudra accepter.

Comme la plupart du temps les personnes sujettes à des attaques nerveuses sont d'un sang peu riche, le bromure de potassium est le calmant qui leur conviendra le mieux.

Aunée. — Appelée ordinairement grande aunée. Sa racine, rougeâtre à l'extérieur et blanchâtre à l'intérieur, a une forte odeur aromatique agréable, et une saveur un peu âcre, amère et camphrée. On l'emploie comme tonique, stimulante, emménagogue et diaphorétique. On la prescrit dans l'atonie des organes digestifs, les catarrhes pulmonaires chroniques, la leucorrhée, les scrofules, la chlorose et dans certaines diarrhées atoniques ainsi que pour provoquer et procurer une éruption qui tarde à se faire, faute de réaction vitale suffisante. En poudre, 0,75 centigr. à 1 gr. ; en infusion, 15 à 30 gr. pour un litre d'eau bouillante ; en vin, 1 partie de la racine fraîche pour 16 de vin blanc dont on fait prendre de 30 à 100 gr. comme stomachique, tonique, et expectorant.

Avoine. — On emploie les semences d'avoine sous plusieurs formes. En décoction, non privées de leur enveloppe, elles constituent un fort bon diurétique. Dépourvues de leur pellicule, elles forment le gruau d'avoine avec lequel on prépare des tisanes adoucissantes et nutritives. Avec la farine d'avoine on fait des cataplasmes émollients et résolutifs. L'avoine entière, cuite avec du vinaigre, est souvent employée en applications pour enlever ce qu'on appelle maux de reins, de côté, et autres du même genre.

Avortement. — Accouchement qui a lieu lorsque l'enfant n'est pas encore viable, c'est-à-dire avant le septième mois, et appelé encore fausse couche. Il peut être amené par des causes très diverses, comme une chute, des efforts, une grande fatigue, un refroidissement, des émotions vives, etc.

Lorsqu'une femme enceinte ressent quelques coliques aux reins et au bas ventre, une fausse couche est à craindre. Elle doit se mettre au lit, prendre une potion calmante, ainsi que des lavements émollients, pour bien débarrasser l'intestin, et ensuite un petit lavement calmant au laudanum ; appliquer sur le ventre des cataplasmes calmants.

Une femme qui fait une fausse couche doit être entourée de plus de soins encore que lorsqu'il s'agit d'un accouchement à terme, parce que cette fausse couche peut être suivie de dangers plus grands.

B

Bains. — Immersion et séjour plus ou moins prolongé du corps ou d'une partie du corps dans un liquide qui est ordinairement de l'eau, laquelle peut être additionnée de substances médicamenteuses, telles que le son, le sel, le carbonate de soude, le savon, etc. Ces bains sont appelés alors composés ou médicamenteux et peuvent être émollients, calmants, astringents, révulsifs, etc., selon la nature des médicaments qui entrent dans leur composition.

La matière du bain peut aussi être ou de l'eau en vapeur : bains de vapeur ; ou du sable : bains de sable ; ou du marc de raisin : bains de marc de raisin, etc.

Sous le rapport de la température, on distingue les bains froids, tièdes et chauds.

Bains froids. — Ils sont généralement pris à la mer ou dans les rivières à l'eau courante. Les bains de mer sont plus toniques que ceux de rivière, à cause des substances salines que l'eau contient et de l'influence de l'air, qui, étant plus vif et plus riche en iode, convient aux personnes faibles.

Il est utile de prendre un peu d'exercice, mais sans aller jusqu'à la sueur, avant un bain, dans lequel on doit entrer non doucement, mais vivement, en prenant la précaution de mouiller la tête pour empêcher le sang de s'y porter. Il ne faut pas entrer à l'eau au moment du travail de la digestion : ce serait s'exposer à de graves accidents, — ni se tenir immobile dans l'eau, mais se livrer à divers mouvements : c'est le moyen de mieux profiter du bain et de pouvoir y rester plus longtemps.

Dès qu'on éprouverait un ou deux frissons, il faudrait sortir de l'eau.

En sortant du bain, on s'essuie promptement avec un linge sec, et, aussitôt qu'on est habillé, on prend un léger exercice pour favoriser la réaction et ramener la chaleur.

Les bains froids conviennent aux personnes nerveuses, aux jeunes filles délicates, aux enfants débiles, scrofuleux, mais non aux personnes qui ont la poitrine délicate, une maladie de cœur, une constitution apoplectique : car le froid produit le resserrement des vaisseaux sanguins superficiels et fait refluer le sang dans les gros vaisseaux, au cœur, à la poitrine, au cerveau. Egalement, un sujet débile, lymphatique, incapable de réaction vitale, sortirait d'un pareil bain plus faible qu'auparavant.

Bain tiède. — C'est celui qui se prend dans les baignoires à une température de 25 à 30°. Les précautions à prendre sont les mêmes que pour les bains froids ; toutefois, au lieu d'entrer brusquement dans la baignoire, on y entre graduellement. Il ne faut pas qu'on éprouve de frisson en entrant dans le bain, ni que le sang puisse affluer à la tête : on préviendra le premier inconvénient en ajoutant un peu d'eau chaude, et le second en soustrayant la tête aux vapeurs qui s'exhalent du bain ou en se lavant la figure à l'eau fraîche.

Le bain tiède est utile à tout le monde comme moyen de propreté, mais il convient particulièrement aux personnes nerveuses, irritables, bilieuses, fatiguées, aux femmes enceintes et à celles dont les organes digestifs sont malades.

On doit sortir du bain promptement, s'essuyer avec des serviettes chaudes et s'habiller non moins promptement, afin d'éviter un rafraîchissement qui pourrait causer quelque accident ou quelque maladie.

Bains chauds. — Ce sont ceux dont la température est supérieure à 30° et qui alors augmentent la transpiration et déterminent une excitation générale bientôt suivie d'une faiblesse d'autant plus grande que la température est plus élevée.

Bains de pieds ou pédiluves. — On les prend généralement comme bains de propreté, mais ils sont très usités pour détourner le sang qui se porte à la tête ou à la poitrine. Et afin de mieux atteindre ce résultat, on leur associe très volontiers quelque révulsif, un verre de vinaigre, de la cendre, une poignée de gros sel gris ou de farine de moutarde. Cette dernière substance est la plus sûre et la plus énergique, à condition cependant que l'eau ne soit pas trop chaude, car alors, au lieu d'une macération de nature à développer ses propriétés, il en résulterait une cuisson qui les lui ferait perdre.

Et si on voulait obtenir une révulsion très énergique, on pourrait s'y prendre de la manière suivante : lorsque la farine de moutarde qu'on a jetée dans le bain est bien infusée, on trempe dans le liquide, à plusieurs reprises s'il le faut, une serviette qu'on enroule ensuite autour de la jambe ; la révulsion s'exerce alors non seulement sur le pied, mais encore sur la jambe.

Les bains de pieds doivent se prendre avant un repas ou seulement lorsque le travail de la digestion est parfaitement terminé. Ils ne peuvent jamais faire de mal et sont toujours un moyen de soulagement qu'on aurait tort de négliger.

Bardane. — Dépurative, sudorifique. Racine et feuilles. On l'emploie en particulier contre les dartres et le prurit dartreux, les rhumatismes chroniques, la goutte et la gale.

Racine en décoction, 20 à 30 gr. pour un litre d'eau.

Feuilles en décoction, 20 à 30 gr. pour un litre d'eau en lotions contre le prurit dartreux. On utilise les feuilles cuites sous la cendre ou dans l'eau en cataplasmes sur les engorgements articulaires produits par la goutte.

On associe avantageusement la racine de bardane aux différents dépuratifs.

Baumes. — Terme général désignant diverses substances résineuses comme Tolu, liquidambor, styrax, benjoin; il sert surtout à désigner un certain nombre de préparations pharmaceutiques plus ou moins composées. Les principaux sont :

Baume du Commandeur. Composé d'angélique, de myrrhe, d'oliban, de baume de Tolu, d'aloès et d'alcool. Il s'emploie rarement pur, mais étendu de deux fois son poids d'eau, ou encore associé à la glycérine, à l'huile d'amandes douces, au coaltar, etc., en applications résolutives, sur les plaies, coupures, contusions, etc., ou encore pour masquer certaines odeurs.

Baume de Fioraventi. Composé d'une foule de substances balsamiqués et résineuses, il s'emploie en frictions stimulantes dans le rachitisme, le rhumatisme chronique, les névralgies, les paralysies.

Baume nerval. Mélange de plusieurs huiles essentielles et graisses avec l'huile fine de muscade; il s'emploie en frictions contre les douleurs rhumatismales.

Baume Opodeldoch. Mélange d'huile de thym et de romarin, d'alcool, de savon, de camphre et d'ammoniaque liquide; très employé en frictions excitantes contre les rhumatismes chroniques, le lumbago.

Baume tranquille. Solution huileuse des principes de toutes les plantes solanées vireuses et de l'huile essentielle de plusieurs plantes aromatiques; très employé comme calmant et produit un bon effet surtout si son application est recouverte d'un cataplasme.

Belladone. — C'est une des plantes les plus importantes de la matière médicale, quoiqu'elle soit vénéneuse. Elle a une odeur vireuse et une saveur nauséeuse un peu âcre. On emploie principalement les feuilles et la racine soit à l'intérieur soit à l'extérieur pour combattre les douleurs rhumatismales, névralgiques, les toux nerveuses opiniâtres, l'asthme, la coqueluche, les étranglements ou resserrements spasmodiques; pour obtenir la dilatation de la pupille, etc. Mais il faut avoir soin d'en surveiller l'action et de s'arrêter aussitôt qu'on peut remarquer un peu de délire ou quelque trouble de la vue.

Préparations pharmaceutiques et doses:

A l'intérieur :

Infusion : 0,40 à 0,60 centigr. pour 250 gr. d'eau dont on prend par jour 30 à 50 gr. avec précaution et progressivement.

Teinture de feuilles fraîches (1 pour 4 d'alcool à 30°), 0,05 à 0,30 centigr. en potion.

Teinture de feuilles sèches (1 pour 5 d'alcool à 22°), 0,10 à 0,50 centigr. en potion.

Extrait aqueux, 0,01 à 0,25 centigr. progressivement en pilules ou potion.

Extrait alcoolique (2 de feuilles sèches pour 7 d'alcool à 21°), 0,02 à 0,10 centigr. progressivement.

Poudre de feuilles ou de racine, 0,01 à 0,15 centigr. progressivement, n'oubliant pas toutefois que la poudre de racine est plus active et demande une surveillance aussi plus active.

A l'extérieur :

Infusion : 4 à 15 gr. pour un litre d'eau pour lotions, foméntations, bains.

Lavement : 0,10 à 0,20 centigr. pour 200 d'eau.

Fumigations : infusion de sauge, un litre; poudre de racine de belladone, 4 gr. à la température de 40°.

Pommade : 2 à 8 gr. d'extrait pour 30 gr. d'axonge.

A la différence de l'opium qui calme surtout les douleurs internes, la belladone calme les douleurs externes. Aussi on l'emploie fréquemment contre les douleurs névralgiques, surtout celles de la face, en poudre à l'intérieur, en extrait ou en cataplasme à l'extérieur. On en obtient aussi un bon résultat en bains de vapeur si on veut lui associer le genièvre et la sauge.

Quelquefois, on fait cesser la migraine en mettant dans l'oreille du coton imbibé de teinture de belladone et en frictionnant la partie douloureuse avec cette teinture.

Contre les douleurs de la colique néphrétique, on emploie la pommade de belladone, 4 gr. d'extrait pour 30 d'axonge en frictions de demi-heure en demi-heure, sur la région correspondant aux reins. On donne aussi à l'intérieur, toutes les cinq ou six heures, une pilule contenant 0,05 centigr. d'extrait d'opium et autant d'extrait de belladone.

On agit de même pour la colique hépatique.

Si on se trouvait en présence d'un empoisonnement par la belladone, il faudrait faire vomir, s'il y a lieu, non au moyen de l'émétique, mais par titillation de la luette, appliquer des dérivatifs aux extrémités inférieures et des affusions froides sur la tête, donner des lavements purgatifs et faire prendre quelque stimulant, notamment du café noir très fort.

Benoîte. — C'est la racine qu'on utilise ; elle jouit de propriétés astringentes, toniques et fébrifuges. Elle réussit assez bien contre les fièvres intermittentes. On l'emploie également contre les diarrhées et dysenteries chroniques.

Doses : racine verte, 30 gr. ; sèche, 15 gr., pour un demi-litre d'eau en infusions.

Bicarbonate de soude. — Il forme la base des eaux minérales de Vals et de Vichy, et par conséquent s'emploie dans les mêmes cas qu'elles comme antiacide et diurétique contre les gastralgies, les affections calculeuses et les aigreurs.

Contre les aigreurs, de 0,25 à 0,75 centigr.

Comme antiacide, de 0,30 à 0,40 centigr.

Comme diurétique, de 1 à 2 gr. en solution.

Si on veut l'employer aux repas, on peut en mettre 5 gr. dans un litre d'eau pure.

Si on l'emploie contre une affection des voies urinaires, on le met dans une tisane diurétique ; si c'est contre les coliques hépatiques, on le prend dans une tisane de saponaire.

Bile. — Liquide brun, jaunâtre, verdâtre, savonneux, très amer, produit par le foie et se déversant dans l'intestin pour y remplir une fonction très importante dans le phénomène de la digestion. Elle joue également un grand rôle dans les maladies appelées de son nom bilieuses, et qui ne sont que des états morbides dans lesquels la sécrétion bilieuse normale est augmentée, suspendue ou pervertie ; car, secrétée par le foie, qui en est le principe et la source, elle subit naturellement et nécessairement l'influence des différentes maladies auxquelles cet organe est sujet.

Il arrive quelquefois que la bile sécrétée normalement en grande quantité, environ un litre par jour, se trouve dans l'économie en si grande abondance qu'il faut qu'elle soit évacuée ou par le haut ou par le bas ; il y a alors ce qu'on appelle un débordement de bile. Et, lorsqu'il lui arrive de se mêler à la masse du sang, il en résulte alors cette maladie qu'on appelle ictère ou jaunisse, qui ne présente de dangers que dans le cas où il survient quelque complication. V. ce mot.

Bismuth (sous-nitrate de). — Il est utile dans les gastralgies avec tendances à éructations acides, nidoreuses, coliques, diarrhée, dyspepsie. Quand les éructations sont acides, il convient de lui associer de faibles proportions de bicarbonate de soude avec quelques gouttes de laudanum ; lorsqu'elles sont nidoreuses, il faut prévenir l'usage du bismuth par un purgatif salin. On le donne en poudre à la dose de 0,25 centigr. à 2 et même 4 gr. par jour, dans une cuillerée de potage, du miel, des confitures, etc. Si la personne qui fait usage du bismuth est sujette à la constipation, elle fera bien de lui associer la magnésie calcinée.

Bistorte. — On emploie sa racine avec autant d'avantage que celle du ratanthia dans les cas d'écoulements muqueux ou sanguins atoniques et sans irritation, tels que flueurs blanches, diarrhées chroniques, hémorragies passives. Associée à l'absinthe et à la racine d'aunée en macération dans du vin blanc et à la dose de 50 à 100 gr., elle réussit très bien contre les leucorrhées sans irritation. On s'en sert aussi en gargarisme pour combattre les maux de gorge.

Poudre : 2 à 10 gr. en bols, pilules, ou en substance dans du vin.

Décoction : 30 à 60 gr. pour 1000 d'eau.

Macération : 15 à 30 gr. pour 1000 d'eau.

Borax ou borate de soude. — Astringent, détersif, résolutif : s'emploie contre angine, aphtes, muguet, ophtalmie, dartres, démangeaisons etc., en gargarismes, collutoires, lotions, pommades, injections.

En gargarisme, contre aphtes, muguet : on fait dissoudre 8 gr. de borax dans une infusion émolliente ou une décoction d'orge.

En collutoire, contre aphtes et muguet : Borax pulvérisé et miel blanc à parties égales. Toucher au moyen d'un pinceau.

En lotion : 10 gr. pour 125 d'eau.

Bouillon blanc. — On emploie les fleurs et les feuilles. L'infusion de fleurs est adoucissante, pectorale et béchique dans les catarrhes pulmonaires peu intenses, le crachement de sang, les irritations des organes digestifs et urinaires. Il faut avoir bien soin de passer les infusions de bouillon blanc, autrement elles pourraient bien être plus irritantes qu'adoucissantes à cause des nombreux cils des fleurs.

Les feuilles cuites dans du lait fournissent un cataplasme très adoucissant qu'on pourra rendre calmant et très utile contre les douleurs hémorroïdales en y ajoutant des feuilles de jusquiame.

Boule de mars, de Nancy, eau de boule. — C'est un tartrate de potasse et de fer qu'on emploie comme tonique astringent résolutif, et qui est d'un usage très facile. Après l'avoir agité quelque temps dans de l'eau ordinaire, on applique cette eau en lotions, fomentations, compresses sur les contusions, les entorses, etc.

On en fait usage à l'intérieur comme tonique astringent à la dose de 3 ou 4 verres par jour.

Bourrache. — Toute la plante jouit de propriétés diaphorétiques et diurétiques. On l'emploie à la dose de 5 à 15 gr. pour un litre d'eau en décoction. Si elle est sèche, on double la dose ; si on n'utilise que les sommités fleuries, on la diminue de moitié.

Lorsqu'on veut obtenir un effet diaphorétique, on la prend aussi chaude que possible ; mais si c'est un effet diurétique, on la prend froide et par petites tasses.

Bourse à pasteur. — C'est une espèce de thlaspi très commun dans les jardins; il s'emploie comme tonique astringent à la dose d'une poignée d'herbe fraîche pour un litre d'eau bouillante. Prise par tasse de deux heures en deux heures, cette infusion peut arrêter la métrorrhagie passive.

Bromure de potassium. — Il possède des propriétés calmantes très précieuses dans les maladies nerveuses, comme épilepsie, hystérie, coqueluche, dysménorrhée, convulsions et dispositions aux attaques de nerfs. La dose ordinaire est de 2 à 5 gr. par jour. Le bromure de potassium est un sel; si on veut en mettre 60 gr. dans un litre d'eau, chaque cuillerée à soupe en représentera 1 gr. Contre l'épilepsie, il faut commencer par de 4 à 6 gr. par jour et arriver progressivement jusqu'à 8 ou 10 gr. par jour. Et pour assurer la guérison, son usage doit être continué pendant longtemps, d'abord au moins un an, après quoi on peut n'en prendre que pendant une quinzaine de jours tous les trois mois. Il faut toujours le prendre en solution; on peut utiliser comme véhicules la plupart des liquides qui servent ordinairement à l'alimentation : l'eau ordinaire, le vin, le lait, le bouillon : cependant on préférera une infusion aromatique ou amère, comme feuilles d'oranger surtout, tilleul, houblon, quassia, additionnée de sirop d'écorces d'oranges amères qui, en stimulant légèrement l'estomac, facilite l'absorption du sel. Il doit être pris immédiatement avant les repas. Lorsqu'on doit en faire pendant longtemps, il est bon de suspendre un peu par intervalles : par exemple, après en avoir pris pendant 15 jours ou trois semaines, on peut se reposer 4 ou 5 jours et reprendre ensuite.

Bronchite. — On appelle bronches les deux canaux de terminaison de la trachée artère, ainsi que les nombreux tuyaux qui se dispersent dans toutes les parties des poumons à l'effet d'y faire pénétrer l'air. Les bronches et leurs multiples ramifications sont tapissées intérieurement par une muqueuse très fine, dont l'inflammation, fréquente en temps d'hiver, causée par le froid humide, par un refroidissement subit ou par des variations brusques de température, donne lieu à ce qu'on appelle une bronchite.

Les maladies des bronches peuvent au besoin se confondre avec celles des poumons, par la raison que leurs dernières ramifications se perdent insensiblement dans les poumons et s'identifient avec eux.

La bronchite peut être aiguë ou chronique, simple ou capillaire.

Bronchite aiguë. — Ses symptômes varient avec le degré de l'inflammation. Lorsqu'elle est légère, elle porte le nom vulgaire de rhume : ce n'est qu'une toux peu sérieuse, sans fièvre et avec expectoration de quelques crachats. Dans un degré plus intense, elle est ordinairement précédée de malaise, coryza, céphalalgie, fièvre ; elle débute par une toux sèche quinteuse précédée de chatouillements et picotements qui se font sentir dans le larynx ; la respiration est difficile, souvent bruyante. Elle se termine par résolution, ou passe à l'état chronique.

Dans la bronchite légère, il suffit d'éviter le froid ainsi que l'humidité, de prendre des tisanes pectorales chaudes, comme infusions de mauves, violettes, tussilage, primevère, hysope, bouillon blanc, pétales de coquelicot, miellées ou additionnées de sirop de gomme, de Tolu ou de sirop diacode. Un laxatif et des pédiluves irritants sont un bon auxiliaire.

Dans la bronchite intense, il faut rester au lit, observer la diète ainsi que les prescriptions précédentes, prendre toutes les heures un looch au kermès, 0,20 centigr. et plus par jour ; dans l'intervalle, le malade pourra prendre une infusion de thé, violette ou hysope additionnée d'un peu de bon alcool, rhum de préférence. Le vomitif est très utile pour combattre soit la complication bilieuse, soit l'obstruction des bronches chez les vieillards ; l'opium également pour calmer la toux ; on peut le prendre sous forme de pilules de cynoglosse. On obtient aussi de très bons effets, — et il ne faut pas manquer d'y recourir, — des topiques rubéfiants ou vésicants appliqués sur la poitrine.

Une bronchite aiguë bien soignée peut guérir sans laisser aucune trace. Mais il arrive souvent que la maladie s'améliore, la fièvre disparaît, l'appétit revient, mais aussi le malade continue à tousser et cracher plus ou moins : c'est que le mal est passé à l'état de bronchite chronique.

Bronchite chronique. — Appelée autrefois

catarrhe, elle a pour caractères une toux habituelle, plutôt humide que sèche, souvent pénible, une expectoration quelquefois peu abondante, d'autres fois très abondante. Elle a souvent une durée fort longue, qui lui a fait donner son nom de chronique. Généralement, elle n'empêche pas le sujet de vaquer à ses occupations; mais si elle amenait de l'amaigrissement et de la faiblesse avec fièvre, il faudrait se défier de la tuberculose. Le malade doit se tenir dans de bonnes conditions hygiéniques, porter de la flanelle, prendre des tisanes aromatiques, expectorantes, hysope, capillaire, violette, lichen, lierre terrestre, eau de goudron, pastilles d'ipéca, de kermès, de soufre, fumigations de genièvre, benjoin, belladone, pilules de cynoglosse, sirop de Tolu, etc.

Bronchite capillaire. — C'est l'inflammation des dernières ramifications des bronches, affectant particulièrement les enfants, ainsi que les vieillards, et fréquente dans certaines maladies, rougeole, fièvre typhoïde, etc. Elle a pour caractères une exagération des symptômes de la forme aiguë, à laquelle elle succède d'ailleurs volontiers ; l'oppression devient extrême, la respiration fréquente et pénible, et la mort peut arriver par asphyxie progressive.

La maladie est par conséquent grave, surtout chez les sujets faibles ainsi que chez les enfants. Dans la bronchite capillaire des enfants, on emploie principalement les vomitifs, comme sirop d'ipéca, plusieurs fois dans la journée, ainsi que les potions expectorantes, 0,04 à 0,08 centigr. de kermès par jour dans une infusion d'hysope ou de violettes. On peut aussi recourir aux sinapismes et même à un vésicatoire laissé en place trois ou quatre heures seulement et pansé au moyen de cataplasmes émollients.

Dans la bronchite capillaire des adultes, il faut insister sur les vésicatoires et sur le tartre stibié en potion à la dose de 0,25 centigr. par jour. Toutes les fois que la difficulté de respirer est très considérable, il faut recourir à un vomitif : on peut revenir à l'émétique ou à l'ipéca tous les jours si cela est nécessaire. On donnera quelque tonique aux vieillards et aux sujets débilités.

Brûlure. — Lésions produites par l'action du calorique, soit le feu lui-même, soit un objet, liquide ou solide, fortement chauffé, soit un agent chimique. Il va sans dire que ces lésions peuvent être plus ou moins étendues et profondes, d'où différents degrés qu'il n'est pas toujours très facile de bien reconnaître et distinguer sur le champ même, parce que tous les effets de la brûlure ne se produisent pas et ne se manifestent pas immédiatement.

Au premier degré, l'épiderme seul est atteint : il y a rubéfaction et douleur de la partie brûlée, mais il n'y a pas de cloches ou ampoules. Elle n'est ordinairement qu'une affection légère guérissant facilement et rapidement. Toutefois, comme elle peut être très étendue et très douloureuse, elle peut alors amener des complications plus ou moins graves.

Au deuxième degré, il y a phlyctènes ou ampoules remplies de sérosité par suite d'une inflammation plus prononcée.

Au troisième degré, la peau est atteinte dans la plus grande partie de son épaisseur et il se forme une eschare superficielle.

Au quatrième degré, la peau est entièrement détruite et l'eschare est profonde.

Au cinquième degré, la désorganisation s'étend au tissu cellulaire et aux muscles.

Nous ne dirons rien des brûlures plus graves; elles relèvent de la chirurgie.

Le traitement de la brûlure doit avoir pour objet : 1o d'empêcher ou au moins de diminuer dans la mesure du possible l'inflammation de la partie brûlée; 2o de calmer la douleur qui en résulte inévitablement; 3o de combattre les complications qui peuvent survenir; 4o enfin de procurer et diriger la cicatrisation.

Dans le 1er et 2e degré, on remplit la première indication en plongeant, si possible, la partie brûlée dans l'eau froide ou en l'enveloppant de compresses d'eau froide souvent renouvelées et qui sont ensuite imbibées d'eau blanche. Les applications de pommes de terre râpées et de gelée de groseilles sont bonnes aussi; mais il faut avoir soin de les renouveler souvent pour ne pas les laisser sécher sur place ou aux bords de la brûlure, dans les brûlures un peu graves: car il devient alors très difficile et très long de les humecter ou adoucir suffisamment pour pouvoir les enlever de manière à bien nettoyer la plaie.

Un des bons moyens de pourvoir à la seconde indication consiste à faire en sorte de soustraire la brûlure à l'action de l'air; on emploie pour cela les bains, lotions ou compresses d'eau froide; les calmants ordinaires en cataplasmes, compresses, topiques, liniments, fomentations, etc. Un calmant qui réussit généralement fort bien est formé par la glycérine et l'eau distillée de laurier cerise à parties égales avec quelques gouttes de laudanum.

La brûlure du 2e degré est une sorte de vésicatoire qui ne demande qu'à être pansé au cérat saturné après qu'on en a percé les ampoules avec une épingle en ayant soin de ne pas enlever l'épiderme.

Sur les brûlures des 3e, 4e et 5e degrés, c'est-à-dire

avec eschare, il faut appliquer des cataplasmes émollients, phéniqués au besoin, ou additionnés de coaltar pour faciliter la chute des parties mortifiées; l'onguent de la Mère ou l'onguent divin produisent aussi un bon effet : ensuite on traite la brûlure comme une plaie.

Le liniment oléo-calcaire est également utile en pareil cas.

Pendant la période de suppuration, si la brûlure occupe une étendue assez considérable, il faut surveiller les complications qui peuvent survenir.

C

Cabaret ou asaret appelé encore Nard sauvage. Il exhale de toutes ses parties, mais surtout de sa racine, petite souche traçante d'un blanc grisâtre marquée de distance en distance de nodosités d'où partent un grand nombre de fibrilles rameuses, une odeur très pénétrante comparée à celle de la valériane et du nard celtique, d'où son nom de nard sauvage. Sa saveur est amère, âcre et nauséabonde. De toutes nos plantes indigènes, c'est celle qui remplace le mieux l'ipéca quand elle est fraîche. Aujourd'hui les médecins l'abandonnent, mais les habitants des campagnes continuent de s'en servir pour se faire vomir et se purger. Il est de plus anthelmintique et sternutatoire. Sa récolte doit se faire en été pour les feuilles, et avant la floraison, qui est assez précoce, ainsi qu'à l'automne, pour la racine. On emploie la poudre de la racine ou des feuilles à la dose de 15 décigr. à 2 gr. pour 300 gr. d'un liquide quelconque.

Café. — Le café noir fournit non seulement une boisson agréable, mais encore utile, à la condition, bien entendu, de ne pas en abuser, mais de le prendre avec modération. Il est regardé comme un tonique et un stimulant énergique. Il produit son effet d'abord sur l'estomac en favorisant sur-le-champ même la digestion, ensuite sur le cerveau qu'il excite, et en même temps il éloigne le sommeil.

Pris chaud, il aide à supporter le froid de l'hiver comme aussi la chaleur et la soif de l'été. On peut également, dans les temps chauds, le mélanger à l'eau fraîche ; il en empêche les effets mauvais et la rend plus désaltérante. On l'utilise dans les empoisonnements par les narcotiques, opium, belladone ; pour combattre la prostration qui en résulte, ainsi que dans la migraine, l'asthme, la mélancolie, etc.

Il y a des personnes à qui le café ne convient pas, celles qui sont nerveuses, irritables, ainsi que les enfants.

Quant au café noir mélangé au lait, c'est généralement un aliment peu recommandable.

Caféine. — On extrait du café cru ou vert un alcaloïde appelé de son nom caféine et qui, comme tonique stimulant et diurétique, rend de grands services dans les cas de faiblesse du cœur ainsi que dans l'hydropisie qui en résulte. On l'emploie à la dose de 0, 25 centigr. à 1 gr. par jour. Elle se dissout dans l'eau chaude.

Calculs. — Concrétion de nature pierreuse formée accidentellement dans certains organes, notamment le foie, les reins, la vessie, les articulations, etc. Leurs dimensions sont très variables, depuis la grosseur d'un grain de sable jusqu'à celle d'un œuf, et leur forme généralement arrondie. Leur composition chimique varie suivant les organes dans lesquels ils se développent et où ce développement, arrivé à un certain degré, cause des accidents souvent très graves, attendu que leur présence anormale ne peut manquer de troubler les fonctions de ces organes. Et lorsqu'on ne parvient pas à en débarrasser l'économie, ce qui présente de sérieuses difficultés, étant donné et le danger des opérations souvent nécessaires pour cela et leur facilité de reproduction, ils peuvent amener la mort à la suite de cruelles souffrances.

Dans toute affection calculeuse, le traitement doit avoir pour objet : 1° de dissoudre, si possible, la concrétion arrivée à un développement trop considérable pour que son expulsion puisse se faire par les seules forces de la nature ; 2° combattre les accidents inflammatoires ; 3° en prévenir la reproduction dans la mesure du possible.

Calculs biliaires. — Ce sont ceux qui se forment dans le foie et qui ne manifestent leur présence que quand ils s'engagent dans les canaux conducteurs de la bile. Arrêtée par l'occlusion du canal, la bile s'accumule quelquefois de manière à être comprimée dans le foie et refoulée jusque dans le sang, ce qui produit ce qu'on appelle la jaunisse ou ictère. Alors les urines sont d'une couleur très foncée et, par contre, les selles sont décolorées, quand il n'y a pas constipation ; la peau et les yeux sont colorés en jaune, le malade éprouve des nausées, des vomissements et une grande anxiété.

D'un autre côté, pour traverser le canal, dans lequel il est engagé, le calcul cause des douleurs extrêmement vives et déchirantes appelées coliques hépatiques. S'il est impossible d'éviter au malade une partie de ses terribles souffrances, on peut au moins les adoucir en lui faisant prendre 2 ou 3 gr. de chloral, qui produiront un sommeil de quelques heures ; après quoi on recommencera s'il le faut. Les piqûres de morphine sont aussi très efficaces en pareil cas. L'application de cataplasmes fortement laudanisés n'est pas non plus à négliger.

Pour prévenir la formation des calculs biliaires, on prescrit volontiers la potion de Durande, composée d'un mélange de trois parties d'éther sulfurique avec deux parties d'essence de térébenthine, qu'on peut prendre aujourd'hui en capsules et qui par là même n'est plus désagréable à prendre comme autrefois.

La guérison des coliques hépatiques peut être tentée et obtenue au moyen du système de purgation du Dr Dehaut continué pendant longtemps et accompagné des précautions hygiéniques et autres qu'il recommande et qui consistent particulièrement à éviter tout ce qui peut activer la transpiration et procurer au contraire tout ce qui est de nature à augmenter la sécrétion urinaire, notamment l'usage du bicarbonate de soude à la dose de 5 gr. par litre dans une infusion de saponaire.

Calculs urinaires ou vésicaux. — Ils manifestent leur existence par une envie fréquente d'uriner, qui ne peut être satisfaite librement parce que l'émission n'a lieu que par jets interrompus ; par la douleur qui se ressent dans la vessie dans le cas d'un mouvement brusque, lequel est ordinairement suivi d'une émission sanguine ; également par une démangeaison du méat urinaire.

On peut essayer de dissoudre le calcul ou d'en diminuer le volume par l'usage, qui ne doit pas être trop prolongé, de l'eau de Vichy, du bicarbonate et du borate de soude.

Si on n'obtient pas assez promptement un résultat satisfaisant, il faut recourir à la lithotritie ou broiement du calcul de manière à la réduire en fragments assez petits pour sortir par les voies naturelles.

On en prévient le retour par l'usage des alcalins, surtout des eaux de Vichy ou de Contrexéville, des diurétiques, en évitant un régime alimentaire trop succulent, les vins généreux et une vie trop sédentaire.

Calmants. — Substances qui ont la propriété de faire cesser ou de diminuer la douleur ainsi que la sensibilité et la surexcitation organique ou vitale. Ce sont des narcotiques : opium, jusquiame, aconit, belladone, etc., — ou des anesthésiques : éther, chloral, chloroforme, — ou des antispasmodiques : camphre, laurier-cerise, oranger, valériane, etc. Certains bains sont aussi des calmants. Il y a aussi des calmants spéciaux, c'est-à-dire dont l'action ne se fait sentir que sur certains organes : par exemple, la digitale pour le cœur, le salicylate de soude pour les rhumatismes, etc.

Calomel. — Purgatif doux, altérant ou fondant, vermifuge, fébrifuge.

A l'intérieur :

Comme altérant, 0,02 centigr. à 0,05, matin et soir.

Comme altérant résolutif, dans les inflammations graves, à doses fractionnées, 0,05 centigr. en 8 paquets. On en prendra un toutes les heures.

Comme purgatif, 0,25 centigr. à 1 gr.

Comme vermifuge, on le donne en pastilles de 0,10 centigr. n° 2 à 4. On le fait prendre dans du miel, de la confiture, des pruneaux, etc.

Lorsqu'on fait usage de calomel, il faut éviter les acides, les alcalins, le sel ordinaire, le laurier-cerise qui pourraient le transformer en poison.

A l'extérieur :

On l'emploie principalement en pommade contre les dartres à la dose de 1 à 5 gr. pour 30 d'axonge.

On obtient souvent un excellent résultat de la pommade au calomel comme fébrifuge, chez les jeunes enfants, en frictions au creux de l'aisselle.

Camomille romaine. — Ses fleurs sont stimulantes, carminatives, fébrifuges, antispasmodiques, diaphorétiques. Trousseau et Pidoux recommandent beaucoup son infusion à froid pendant 8 à 10 heures contre les affections atoniques des organes de la digestion.

On l'emploie ordinairement en infusion, 10 à 12 têtes pour un litre d'eau bouillante. Elle doit être prise très chaude.

Comme fébrifuge, c'est en poudre à la dose de 1 à 4 gr. qu'il faut la prendre ; et il convient alors de lui associer d'autres fébrifuges indigènes, comme petite centaurée, absinthe, écorce de saule blanc, benoîte, etc. Ces mélanges réussissent généralement mieux que les fébrifuges pris isolément.

La camomille qu'on a fait digérer avec de l'huile d'olives dans la proportion d'une partie de camomille pour neuf d'huile et à laquelle on ajoute du camphre dans la même proportion, fournit un liniment qu'on emploie avec avantage en frictions calmantes et résolutives.

Camphre. — Antiseptique, antispasmodique, antinévralgique, stimulant, résolutif, fondant.

A l'intérieur :

Poudre, 0,05 à 0,25 centigr. en pilules, potions, prises, cigarettes. Ces dernières rendent quelquefois service dans la toux opiniâtre et la migraine.

A haute dose, par exemple 5 à 10 gr., il peut causer un empoisonnement.

A l'extérieur :

Le camphre qu'on fait dissoudre dans l'eau-de-vie ou l'alcool estd' un emploi très fréquent en frictions résolutives et révulsives ainsi qu'en onctions sédatives. L'huile dans laquelle on a fait dissoudre du camphre dans la proportion d'une partie de camphre pour neuf d'huile s'emploie également en frictions calmantes et résolutives. Toutefois l'huile de camomille camphrée est préférable. (V. camomille.)

On emploie encore le camphre comme résolutif et fondant en pommade qu'on peut rendre calmante en en y ajoutant un peu de laudanum.

On l'administre également en lavements; et, dans ce cas, on le délaye au moyen d'un jaune d'œuf.

Cancer. — Maladie se développant sous forme de tumeurs ou d'ulcères, qui envahissent les tissus de proche en proche, les désorganisent et les détruisent, sans pouvoir être arrêtée dans sa marche autrement, quand encore on peut réussir à l'arrêter, que par le fer et le feu. Ses causes sont encore peu connues; on sait seulement qu'elle trouve une prédisposition dans le sujet, qu'elle est héréditaire mais non contagieuse.

Le cancer peut siéger dans différentes parties de l'économie, les joues, les lèvres, la langue, le sein, la matrice, l'estomac, le foie, les intestins, etc. Il cause des douleurs vives lancinantes semblables à celles d'un coup d'aiguille. Après un temps plus ou moins long, le cancer, qui était d'abord dur, se ramollit, et alors il ne tarde pas à troubler les grandes fonctions organiques et à faire maigrir le sujet, dont la figure prend un teint jaune paille; enfin arrive une sorte d'empoisonnement de l'économie.

Il n'y a qu'un traitement curatif pour un cancer bien constaté et confirmé : c'est l'extirpation, si elle est possible, et encore il pourra se faire qu'il recommence de plus belle. Il faut donc se borner à des palliatifs qui doivent avoir pour objet de calmer les souffrances et qui consistent surtout en préparations opiacées tant pour l'intérieur que pour l'extérieur.

Les antiseptiques ont ici leur place tout indiquée.

Carminatifs. — On nomme ainsi les substances qui ont la propriété d'expulser les gaz de l'estomac ou des intestins où ils causent souvent des coliques, ou de modifier la disposition qui les produit : ce sont des toniques et des aromatiques, comme camomille, mélisse, sauge, anis, fenouil, carvi, coriandre.

Catalepsie. — Névrose du cerveau caractérisée par la suspension du mouvement. Pendant tout le temps de l'accès, les membres conservent la position qu'ils avaient au début ou qu'on leur a donnée, car ils ont la faculté de se soumettre à toutes les positions qu'on veut leur faire prendre. Les fonctions de la vie intérieure ou végétative sont à peine troublées ; toutefois, si l'attaque est intense, la respiration et la circulation deviennent insensibles, la peau froide et les articulations raides ; en un mot il y a mort apparente. C'est une maladie très rare, qui arrive particulièrement chez les femmes hystériques. Le traitement est celui de l'hystérie, c'est-à-dire les toniques et antispasmodiques, oxyde de zinc, valériane et ses composés, bromure de potassium, hydrothérapie. Éviter les grandes fatigues, les émotions, les frayeurs, etc.

Cataplasme. — On entend ordinairement par cataplasme une espèce de bouillie de consistance plutôt molle que liquide, composée de pulpe, poudre, farine, plantes, etc., cuites soit avec de l'eau pure, soit avec des décoctions de plantes, soit avec du lait, et qui agissent à la façon d'un topique ou d'un bain local prolongé. Le degré de température varie selon l'effet qu'on se propose de produire ; les cataplasmes calmants et émollients doivent être tièdes, les maturatifs doivent être appliqués chauds, les révulsifs ou dérivatifs plus chauds encore, les astringents seront froids. Lorsqu'on veut maintenir ou faire durer la chaleur d'un cataplasme, on le recouvre avec du taffetas gommé ou de la toile cirée; et on applique par dessus un morceau de flanelle ou d'ouate.

Leur action varie suivant les substances employées pour les confectionner ainsi que suivant celles qu'on peut y ajouter au moment de l'application, comme laudanum, huile etc.

Cataplasme émollient. — Un des plus employés et des plus faciles à préparer est celui-ci : On prend de la farine de graine de lin aussi fraîche que possible, autrement elle fermente et s'aigrit; on la délaye avec de l'eau bouillante; et quand la pâte est suffisamment épaisse, on l'étend sur un linge qu'on replie de manière à former une sorte de gâteau de l'épaisseur d'un doigt environ et de la grandeur de la partie sur laquelle il doit être appliqué.

Certaines personnes préfèrent délayer la farine de graine de lin avec de l'eau froide et faire bouillir ensuite. Cette manière de faire ne vaut pas la première.

Le même cataplasme de farine de graine de lin ne doit pas se réchauffer pour servir plusieurs fois; autrement il ne tarde pas à s'aigrir et devient irritant au lieu d'émollient.

A défaut de farine de lin, on peut la remplacer par toute espèce de farine, blé, orge, avoine, seigle, fécule, ou par les racines et feuilles de plantes mucilagineuses, comme mauve, guimauve, bouillon blanc, seneçon commun, pariétaire, etc. Le son de blé est aussi émollient.

Cataplasme de fécule de pommes de terre. — Dans les inflammations ou irritations superficielles de la peau, ce cataplasme est préférable à celui de farine de lin, et de plus il conserve mieux sa chaleur. Prenez un litre d'eau, mettez-en environ les trois quarts dans une casserole sur le feu; avec l'autre quart, délayez environ 100 gr. de fécule que vous verserez dans l'eau bouillante en agitant jusqu'à ce que la fécule soit prise.

On prépare de même les cataplasmes avec de la farine de blé, orge, avoine, seigle. Ils seront plus émollients encore si on emploie, pour les préparer, une décoction d'espèces émollientes.

Cataplasme calmant. — C'est un cataplasme ordinaire, émollient par exemple, auquel on ajoute du laudanum, de 10 à 30 gouttes et plus, au moment de l'appliquer. Pour répartir le laudanum d'une manière égale sur toute la surface du cataplasme, on le mélange à un peu d'eau, une ou deux cuillerées, qu'on répand avec la cuiller sur tout le cataplasme. On obtiendrait plus promptement l'effet calmant qu'on se propose, dit le Dr Dehaut, si on commençait par bien savonner la partie sur laquelle on va appliquer le laudanum, de manière à en enlever la matière graisseuse qui existe naturellement sur l'épiderme et qui s'oppose, au moins pendant quelque temps, à l'absorption et par conséquent à l'effet du médicament.

A défaut de laudanum, on peut faire bouillir pendant un quart d'heure quatre ou cinq têtes de pavot dans de l'eau dont on se servira pour préparer le cataplasme, en employant l'une ou l'autre des substances émollientes énumérées ci-dessus.

Il est bon de ne pas oublier que les têtes de pavot qui n'ont pas été recueillies avant leur complète maturité n'ont que peu ou point de vertu calmante.

Cataplasmes maturatifs. — Destinés à hâter la marche des abcès, panaris, etc., et à favoriser la formation et la sortie du pus. Tous les cataplasmes émollients sont déjà maturatifs, mais ils le seront davantage si on y ajoute de la pulpe d'oignons cuits, surtout d'oignons de lis, ainsi que de l'onguent basi-licum délayé dans un peu d'huile d'olives. On ajoute quelquefois de l'oseille.

Cataplasme résolutif. — Employé pour dissiper des engorgements non inflammatoires. C'est un cataplasme émollient auquel on incorpore du savon blanc râpé ou qu'on arrose d'eau blanche ou encore d'eau-de-vie camphrée. On peut aussi faire un mélange, à parties égales, de fleurs de sureau et de graines de lin.

Cataplasmes toniques et astringents. — Ils s'appliquent généralement froids. Ce sont des cataplasmes de farine de graine de lin et d'écorce de chêne pulvérisée, à parties égales, délayées dans de l'eau chaude, ou des cataplasmes de farine de graine de lin arrosés d'eau blanche; ou des cataplasmes ordinaires sur lesquels on a répandu de la poudre de quinquina, de tannin, d'alun, en proportion variable selon l'effet qu'on veut obtenir.

Cataplasme antiseptique. — C'est un cataplasme ordinaire arrosé (même procédé que pour le laudanum dans les cataplasmes calmants) d'acide phénique ou de coaltar; ou encore saupoudré de quinquina ou de camphre en poudre.

Cataplasmes vermifuges. — Les cataplasmes faits avec les feuilles et fleurs de tanaisie et appliqués sur l'abdomen agissent comme vermifuges.

Catarrhe. — Maladie se manifestant par un écoulement surabondant, provenant d'une augmentation de sécrétion des membranes muqueuses par suite d'irritation ou d'inflammation causées principalement par l'action du froid humide. Toutes les muqueuses, et elles sont nombreuses dans l'organe humain, ont pour office de sécréter une humeur, mucus, ou humi-midité plus ou moins liquide ou plus ou moins épaisse ou glaireuse, destinée à les entretenir ainsi que les organes qui les environnent ou qu'elles environnent dans un état continuel de souplesse nécessaire à leur fonctionnement régulier. C'est ainsi, par exemple, que les muqueuses de la bouche doivent sans cesse sécréter cette humeur tantôt liquide, tantôt épaisse ou glaireuse, appelée salive, faute de laquelle la lan-gue desséchée serait condamnée à l'immobilité et qui joue un très grand rôle dans le phénomème important de la digestion. Lors donc que pour une raison ou pour une autre, cette humeur existe en surabondance, il faut qu'elle s'écoule, et c'est à cet écoulement qu'on donne le nom général de catarrhe auquel on ne manque jamais d'ajouter une épithète destinée à indiquer ou le lieu ou la nature de l'écoulement; ainsi on dit : catarrhe bronchique, nasal, utérin.

Quelquefois cependant, le mot catarrhe et son épi-thète sont remplacés par un seul mot tiré du nom de l'organe affecté avec la désinence *rhée* ou *ite* : la 1re exprimant une simple irritation et la 2e une inflammation : exemples : bronchorrhée et bronchite, otorrhée et otite.

En général un catarrhe est plutôt une indisposition plus ou moins incommode qu'une vraie maladie ; cependant, quelquefois il n'est pas exempt de danger, quand il va par exemple jusqu'à la fièvre. La fièvre muqueuse n'est pas autre chose que l'inflammation catarrhale du canal intestinal.

Le traitement varie suivant la partie affectée.

Cauchemar. — Espèce d'oppression ou d'étouffement pendant le sommeil avec impossibilité de se mouvoir et de parler, et qui, après un rêve et des émotions ou sensations quelquefois fort pénibles, finit par un réveil brusque. Tantôt le sujet croit voir ou sentir un fantôme, un monstre qui lui presse la poitrine ou le poursuit ; tantôt il rêve qu'il est au bord d'un précipice ou poursuivi par des voleurs ou quelque animal dangereux : il veut crier, prendre la fuite, mais il ne le peut pas. Alors, dans sa frayeur, sa respiration devient précipitée, pénible, puis l'oppression détermine le réveil.

Il a généralement pour cause un état nerveux, anémique, une digestion difficile, des émotions vives, des contrariétés, des récits ou lectures de contes fantastiques, etc.

La 1re chose à faire est d'éloigner, autant que possible, la cause du mal ; s'il y a anémie, on applique le traitement de l'anémie ; s'il y a des symptômes nerveux, on emploie les antispasmodiques. Une bonne hygiène est toujours utile.

Centaurée (petite). — Elle est rangée parmi les espèces amères d'une amertume franche et persistante dans toutes ses parties, mais elle est sans odeur. C'est un tonique réputé efficace dans l'atonie des organes et un bon fébrifuge. A la dose de 10 à 15 gr. infusée dans un litre d'eau, elle est d'un usage fréquent pour réveiller l'appétit et exciter un estomac paresseux. On l'emploie non moins fréquemment, et elle ne rend pas un moindre service dans les cas de fièvre. Bien que la plante tout entière soit douée des mêmes propriétés, c'est plus volontiers les sommités fleuries qu'on emploie.

Cérat. — Médicament pour l'usage externe composé de 3 parties d'huile d'amandes douces et 1 partie de cire. Si la cire employée est blanche, le cérat est blanc; si elle est jaune, le cérat est jaune et préférable au blanc. On fait fondre la cire dans l'huile au bain-marie, puis on retire et on remue le mélange pendant qu'il refroidit. On a ainsi le cérat simple. En ajoutant peu à peu pendant le refroidissement 3 parties d'eau de roses, on a le cérat de Galien ou cérat blanc, parce qu'on emploie alors la cire blanche.

Cérats composés. — On les prépare en incorporant dans le cérat de Galien les substances médicamenteuses appropriées à l'effet qu'on veut obtenir.

Cérat calmant. — Contre brûlures ou plaies douloureuses. Huile d'amandes douces, 4; cire, 1; hydrolat de laurier-cerise, 3. Préparer comme le cérat de Galien.

Cérat laudanisé. — Pour pansement des chancres ou ulcères douloureux. Cérat de Galien, 9; laudanum Sydenham, 1. Incorporer.

Cérat camphré. — Stimulant, antiseptique. Cérat de Galien, 10; camphre pulvérisé, 1. Incorporer.

Cérat saturné. — Pour dessécher les plaies. Cérat de Galien, 9; sous-acétate de plomb liquide, 1.

Nota. — Ce cérat ne doit être préparé qu'au moment de s'en servir.

Cérat amidonné. — Contre inflammation dartreuse et brûlures. Amidon, 8 à 15; cérat simple, 30.

Le glycéré d'amidon remplace fort bien le cérat pour pansements et comme véhicule de beaucoup de médicaments composés. Il se compose de : glycérine, 15; amidon, 1; et eau, 1, et se prépare ainsi :

faire chauffer la glycérine jusque vers + 60°, ajouter l'amidon humecté avec l'eau, remuer jusqu'à ce que la masse prenne l'aspect d'une gelée homogène; quelques gouttes d'eau facilitent l'opération.

Champignons (empoisonnement par les). — Bien qu'assez variables, les symptômes de l'empoisonnement par les champignons peuvent se résumer ainsi : embarras, malaise à la région épigastrique, suivis de douleurs, nausées, coliques, suffocation, céphalalgie et étourdissements, sueurs froides.

Dès qu'apparaissent les premiers symptômes, il faut provoquer les vomissements soit en administrant l'émétique, 0,20 centigr. dans un verre d'eau tiède qu'on donne en trois ou quatre fois à trois ou quatre minutes d'intervalle, soit en chatouillant la gorge avec les barbes d'une plume. Si cependant on pouvait croire qu'il n'y a pas d'aliments dans l'estomac, il serait inutile d'essayer de faire vomir, on n'aboutirait qu'à exciter des efforts pénibles qui fatigueraient le malade et feraient perdre un temps précieux. Il faudrait immédiatement recourir à un purgatif prompt et puissant pour débarrasser ce qui pourrait se trouver dans l'estomac ainsi que les intestins, de préférence l'huile de ricin à doses fractionnées, 10 gr. de quart d'heure en quart d'heure jusqu'à concurrence de 30 à 40 gr.

Lorsqu'on aura ainsi débarrassé l'estomac et les intestins, il faudra traiter le malade selon sa nature; généralement, on a recours à une potion éthérée ainsi composée : potion gommeuse, 130 gr.; huile d'amandes, 10 gr., et éther, 10 gr. On en donne une cuillerée à soupe de quart d'heure en quart d'heure.

Si le malade a des mouvements convulsifs et de délire, on lui fera prendre de dix minutes en dix minutes une cuillerée à café de décoction de pavot (une tête dans un quart de litre d'eau).

Si au contraire le malade est abattu, on lui fera prendre du café très fort et on lui frictionnera les membres inférieurs avec la main ou de la flanelle.

Charbon. — V. Anthrax. Malgré certaines différences plus ou moins prononcées, le traitement est le même.

Chêne. — Toutes ses parties ont une propriété astringente bien marquée par leur saveur acerbe. C'est surtout l'écorce qu'on emploie; il serait bon de la prendre sur des pieds de 12 à 15 ans; elle contient une grande quantité de tannin et d'acide gallique : aussi est-elle tonique, astringente et fébrifuge. C'est même un des meilleurs fébrifuges indigènes, surtout si on lui associe la camomille et la gentiane.

On s'en sert à l'intérieur contre la dysenterie, l'hémoptysie, l'atonie générale et les fièvres intermittentes.

Mais on en fait un grand usage à l'extérieur, soit en décoction soit en poudre, pour lotions, fomentations, gargarismes, injections, etc.

A l'intérieur :

Décoction de l'écorce grossièrement pulvérisée, 10 à 30 gr. pour un litre. En poudre, dans du vin, 2 à 4 gr. comme astringent, 8 à 20 comme fébrifuge.

A l'extérieur :

Décoction, 30 à 60 gr. et plus pour un litre d'eau ou de vin, pour lotions, fomentations, gargarismes, injections, etc.

Chèvrefeuille. — On fait avec les fleurs du chèvrefeuille cultivé dans les jardins, des infusions utiles contre les maux de gorge.

Chicorée sauvage. — Plante d'une saveur amère, non désagréable, plus prononcée dans la racine que dans les feuilles, et dans l'espèce non cultivée que dans la cultivée. Elle est tonique, dépurative et apéritive. On l'emploie notamment contre l'atonie du canal intestinal, pour ranimer les forces digestives. Il est avantageux de lui associer d'autres amers et dépuratifs.

Feuilles, 15 à 20 gr. pour un litre d'eau.

Racine, 10 à 20 gr. pour un litre d'eau.

Chiendent. — La décoction de la racine, qu'il est facile de se procurer en tout temps, à la dose d'environ 30 gr. pour 1 litre d'eau, est apéritive et diurétique. Et si on veut encore augmenter cette dernière propriété, on ajoute à cette décoction 1 ou 2 gr. de nitrate de potasse par litre.

Elle fournit également, en y ajoutant un peu de réglisse en bois, une boisson douce et rafraichissante, utile aux personnes qui se sentent échauffées.

Chloral. — Calmant hypnotique, employé souvent et avantageusement contre les douleurs, névralgies, goutte, rhumatismes, coliques, toux, coqueluche, asthme, migraine, etc.; en un mot, c'est le plus grand calmant des grandes douleurs, procurant un sommeil sans fatigue. La dose est de 2 à 4 gr. dans les 24 heures. La meilleure manière d'en faire usage est encore de le prendre dans du sirop étendu d'eau sucrée à la dose d'un gramme ou une cuillerée à soupe, c'est la dose ordinaire du sirop de Follet; et si, après environ une heure, le sommeil n'est pas venu, on recommence la dose. Si après une période de sommeil, la douleur persiste, on recommence une nouvelle dose.

Il est également employé avec succès comme antispasmodique et antitétanique.

Chlorate de potasse. — Médicament astringent très utile dans les maladies de la bouche et de la gorge, soit aiguës soit chroniques, la salivation mercurielle, la diphtérie, le scorbut, etc. On l'emploie : en potion ou dans du sirop à la dose de 2 à 5 gr. par jour; — en gargarismes, 10 pour 200 d'eau d'orge miellée, ou encore associé à l'alun et au borate de soude à la dose de 4 gr. chacun pour 150 d'eau ou de décoction d'orge miellée, un bon moyen de s'en servir consiste à en prendre une cuillerée à café seulement qu'on promène dans la bouche jusqu'à ce que la salivation y soit devenue abondante; on peut recommencer assez souvent; — en collutoires, soit seul soit associé à l'alun et au borax qu'on incorpore dans du miel; — enfin en pastilles (les pastilles de Dethan sont au chlorate de potasse). Il est incompatible avec l'iodure de potassium.

Chlorhydrate d'ammoniaque, appelé encore sel ammoniac. C'est un stimulant énergique, utile dans les bronchites quand le pouls n'est pas fébrile, dans les affections catarrhales et la migraine. *A l'intérieur* on peut en prendre de 2 à 5 gr. dans la journée dans une potion ou tisane appropriée. On s'en sert encore en inhalations dans l'angine granuleuse, la bronchite chronique, l'asthme, la coqueluche.

A l'extérieur :

On l'emploie comme résolutif astringent et sédatif dans les inflammations superficielles et les tumeurs indolentes en lotions, topiques, applications à la dose de 20 à 60 gr. pour un litre d'eau. Lorsqu'on l'applique en compresses pendant quelque temps, contre l'hygroma du genou par exemple, qui demande une application quelquefois longue parce qu'elle est tardive, il est bon de se servir longtemps du même linge.

Chloroforme. — Agent anesthésique très puissant, mais aussi dangereux. Il demande aussi à être conservé à l'abri de l'air et de la lumière en vase plein et bien bouché.

A l'intérieur :

On ne peut guère en faire usage que contre les maux ou coliques d'estomac à la dose d'un gr. dans 200 d'eau distillée ou dans du sirop dont on prend une cuillerée à soupe toutes les heures jusqu'à effet suffisant.

A l'extérieur :

On peut l'employer : en liniment : chloroforme, 5 ; alcool, 10; huile d'amandes douces, 30 : — ou chloroforme, 1, huile d'amandes, V. (Le Dr Dehaut donne cette formule : chloroforme, 10, et huile, 30, et le fait appliquer sur toute partie où il existe une douleur intense); — en pommade : chloroforme, 5, axonge, 30; — en frictions ou applications au moyen d'une compresse humide sur laquelle on en verse quelques gouttes. On peut aussi l'associer à la glycérine dans la proportion de 1/10 et s'en servir tant à l'intérieur qu'à l'extérieur; à l'intérieur, de 5 à 20 gr. par cuillerée à café d'heure en heure dans un peu d'eau sucrée; à l'extérieur, en frictions. Quant aux autres et nombreux usages du chloroforme, ils sont du ressort de la prudence et de la sagacité d'un médecin.

Chlorose, appelée aussi *pâles couleurs*. C'est une maladie assez commune qui affecte tout spécialement les jeunes filles. Elle est due à l'appauvrissement du sang, à la diminution des globules ainsi que du fer qu'ils contiennent, et caractérisée par la pâleur du teint, la faiblesse, la langueur, des malaises, des troubles dans la digestion, la circulation et la menstruation. Le séjour à la ville, de mauvaises conditions hygiéniques y prédisposent ; les affections morales tristes, des contrariétés, des difficultés de menstruation en sont aussi fréquemment la cause.

Elle cède assez facilement à un traitement convenable qui consiste tout d'abord à éloigner les causes connues de la maladie, ensuite à procurer au malade, avec de bonnes conditions hygiéniques, une alimentation réconfortante et des préparations ferrugineuses. Et pour ces dernières, on peut dire aujourd'hui qu'on n'a que l'embarras du choix. Les pilules de Vallet, Rabuteau, Blancard, ainsi que des pilules au fer, quinquina et rhubarbe, réussissent généralement très bien. L'hydrothérapie ne peut que produire un bon effet.

Chorée, appelée encore *Danse de Saint-Guy.* C'est une affection convulsive, sans fièvre, se traduisant par des mouvements désordonnés et involontaires du système musculaire, particulièrement de la face et des membres. Elle atteint surtout les jeunes filles de 6 à 15 ans. Le malade ne peut rester en repos, saisit difficilement et maladroitement les objets qu'on lui présente, laisse tomber involontairement ceux qu'il tient dans ses mains, sa marche n'est pas assurée, il est excessivement irritable, etc.

Le traitement consiste à chercher les causes pour les supprimer : toutefois, les bains, les toniques et les antispasmodiques sont tout naturellement indiqués.

Chute du rectum. — Cet accident se produit quelquefois chez les enfants : il est causé par le relâchement du sphincter à la suite d'efforts répétés dans la défécation, principalement lorsqu'il y a diarrhée. La réduction en est ordinairement facile ; il suffit de faire tenir l'enfant sur le ventre, la tête basse et les fesses élevées, alors on applique sur la partie qui est sortie un linge très fin bien graissé d'huile ou de cérat, après quoi on refoule doucement avec les doigts placés en cercle. Lorsque la rentrée a eu lieu, on applique sur l'anus des compresses d'eau froide alunée à la dose de 3 gr. pour 100 ou une solution de ratanhia.

Comme le même accident pourrait se reproduire ou le même jour ou les jours suivants, on engage l'enfant à n'aller du ventre que debout, placé sur un siège élevé, les pieds appuyés sur le sol et à éviter les efforts. On veillera à ce que l'enfant n'ait ni constipation ni diarrhée.

Clou, appelé encore furoncle. Un clou est une petite tumeur dure, douloureuse, s'élevant à la surface de la peau et présentant au centre une saillie, petite, pointue, qui lui a valu son nom. C'est une inflammation simultanée du tissu sous-cutané et de la peau, limitée à un petit espace. Elle se termine ordinairement par la suppuration d'une matière épaisse appelée bourbillon, et qui est du tissu gangrené. Il est bien rare qu'un clou ne soit pas suivi de plusieurs autres, soit dans la même région du corps, soit dans une autre. Cette affection est quelquefois l'indice du diabète ou en tout cas d'une mauvaise disposition de l'économie. Souvent un purgatif dès le début est d'autant plus avantageux que c'est un embarras gastrique qui est la cause du furoncle. Pendant sa période de développement, un clou doit être traité comme un abcès (V. ce mot), c'est-à-dire par des cataplasmes (V. ce mot) émollients, phéniqués, maturatifs, calmants, jusqu'à ce que le bourbillon soit sorti, après quoi on le traite comme une plaie qu'il s'agit d'amener à cicatrisation. Et afin d'en éviter autant que possible la répétition, on a recours aux dépuratifs pendant longtemps.

Coaltar. — C'est un goudron tiré de la houille dans la préparation du gaz, renfermant un certain nombre de substances, notamment l'acide phénique qu'il peut remplacer, et auquel il est même préférable, pour les pansements. Il est rendu très utilisable au moyen de la saponine qui en fait un liquide laiteux doué d'une odeur très supportable et sans lui faire subir aucune décomposition chimique.

Employé pur ou associé à l'eau, la glycérine, l'huile d'amandes douces, en lotions, cataplasmes, gargarismes, compresses, etc., c'est un désinfectant très bon et très usité dans une foule de cas.

Coca. — Arbrisseau du Pérou, dont les feuilles sont l'objet d'un grand commerce. Mâchées en petite quantité par les courriers, voyageurs, ouvriers, elles calment la faim ainsi que la soif et soutiennent les forces de manière à leur permettre de rester deux jours sans prendre de nourriture. Mâchées en plus grande quantité, elles agissent comme le café et le vin. Les préparations de coca doivent se prendre un instant avant le repas ou immédiatement après. Les cas qui se prêtent le mieux à son action tonique sont l'anémie et la chloro-anémie qui affectent les natures molles, lymphatiques, peu irritables. Dans les cas où ces affections seraient liées à un nervosisme prononcé, la coca serait contre-indiquée ; ce serait aux antispasmodiques et au quinquina qu'il faudrait recourir.

Elle peut se prendre en infusion comme le thé, 10 gr. de feuilles pour 500 d'eau ou avec du vin, Bordeaux, Porto, Madère, 50 gr. de feuilles pour un litre.

Cocaïne. — Alcaloïde tiré de la coca, ayant des propriétés analogues à celles de la caféine et de plus celle d'insensibiliser les extrémités nerveuses avec lesquelles il est en contact ; d'où son emploi comme calmant, dans les maux de gorge en gargarismes, — dans les vomissements incoercibles, 5 à 10 centigr. pour 150 de potion, — contre les maux de dents, 2 ou 3 gouttes de la solution, ou 1 pour 20 de glycérine, en application sur la dent malade. On en fait aussi une pommade contre les symptômes douleur.

Cœur. — C'est le centre et le principal agent de la circulation. Pour en comprendre le mécanisme, ou plutôt en avoir une idée suffisante, on peut le comparer à une pompe aspirante et foulante avec les soupapes voulues. Les cavités du cœur, qui sont au nombre de quatre, communiquent avec les veines et les artères. Quand une cavité s'agrandit, le sang des veines y arrive ; lorsqu'elle se rapetisse, le sang se trouve poussé dans les artères. Il y a donc dans le cœur double mouvement, relâchement qui permet au sang d'y pénétrer et resserrement qui oblige le sang à en sortir : ce qui se répète, dans l'état normal, une soixantaine de fois par minute. Et si ce mouvement cessait, la vie cesserait aussi. Cette courte et grave considération doit faire conclure combien il importe de ménager, en cas de maladie surtout, un organe qui n'est pas, comme beaucoup d'autres, susceptible de ce repos qui répare bien des choses.

Les maladies du cœur sont assez nombreuses et, par la raison que nous venons d'exposer, elles méritent toujours une attention sérieuse. On appelle *péricardite* l'inflammation de l'enveloppe du cœur et *endocardite* l'inflammation du tissu même. Les orifices et les valvules sont sujets à rétrécissement et à insuffisance. L'accroissement d'épaisseur des parois du cœur avec ou sans agrandissement ou rétrécissement des cavités porte le nom d'*hypertrophie* et leur dilatation celui d'*anévrisme*. Enfin le cœur est encore sujet à des *palpitations*.

La plupart de ces maladies ne peuvent guère être bien appréciées et traitées que par un médecin. C'est pourquoi nous dirons seulement que certaines maladies du cœur, comme les palpitations, peuvent avoir pour cause l'anémie ou les nerfs, et que c'est le traitement de l'anémie et les antispasmodiques qu'il faut leur opposer. Nous ajouterons que la digitale et digitaline étant le sédatif du cœur par excellence, il y a lieu d'en faire usage, particulièrement dans l'hypertrophie.

Colique. — Pris en général et sans addition, ce terme indique une douleur plus ou moins vive ressentie dans un des organes de l'abdomen, particulièrement dans les intestins.

Provenant de causes très diverses, principalement du refroidissement, elles ne sont pas toutes également faciles à dissiper. Néanmoins un moyen toujours utile consiste à tenir le ventre bien chaud, à l'aide de linges ou de cataplasmes chauds et calmants (v. ce mot). On peut aussi employer des frictions calmantes. Pareillement, une infusion chaude de camomille romaine, anis, tilleul, menthe, ou de l'alcool de menthe dans un peu d'eau sucrée, sont de bons moyens pour calmer les coliques. Quelquefois c'est un purgatif qui est le meilleur moyen de faire cesser certaines coliques : on donne 30 gr. d'huile de ricin ou 30 gr. de sulfate de magnésie.

Mais le ventre renferme d'autres organes qui peuvent également être affectés de douleurs : l'estomac, le foie, la rate, les reins, etc., sont parfois le siège de différentes douleurs qui ne sont pas des coliques proprement dites.

Colique hépatique. — (V. Calculs biliaires.)

Collutoires. — Sorte de gargarisme destiné à être appliqué au moyen d'un pinceau sur les gencives par exemple, au palais et à la face interne des joues.

Collyres. — Préparations généralement liquides destinées à être mises en contact avec les yeux. Ils sont composés d'eaux distillées ou de décoctions de plantes auxquelles on ajoute diverses substances médicamenteuses.

Collyre. — Pour faire usage commodément d'un collyre quelconque, il faut deux personnes : la première, qui est le patient assis sur une chaise, porte la tête fortement en arrière, et alors la deuxième personne, munie d'un fétu de paille, ou de quelque chose d'analogue qu'elle a trempé dans le collyre, lui en dépose une goutte au coin de l'œil.

Consoude (grande). — Sa racine et ses feuilles sont émollientes, astringentes, et s'emploient contre la diarrhée, l'hémoptisie et les plaies, en infusion ou décoction (mais dans un vase de terre), à la dose de 20 gr. par litre.

On l'emploie encore, racine et feuilles, pilée et associée à d'autres vulnéraires comme mélisse, herbe à Robert, verveine, en applications sur plaies et coupures.

Constipation. — Rareté ou absence plus ou moins prolongée des évacuations alvines. C'est l'opposé, moins grave, quoique grave, de la diarrhée. Elle coexiste quelquefois avec une santé florissante, mais elle n'est pas toujours sans danger : car il suffit parfois d'influences qui, en d'autres circonstances, eussent passé inaperçues, pour amener des inconvénients graves. Ses causes les p'us ordinaires : une certaine prédisposition, l'âge, le sexe, une vie sédentaire, une alimentation mauvaise, des aliments falsifiés (aujourd'hui tout est fraudé), des mets succulents, épicés, astringents, une mauvaise digestion stomacale, certaines maladies : pour n'en citer qu'une, les maladies de foie (si communes avec les conditions d'alimentation d'aujourd'hui) influent profondément sur la production de la bile indispensable à la digestion intestinale ; enfin l'abus de certains médicaments.

Les matières qui séjournent trop longtemps dans l'intestin finissent par fermenter, et les résultats de cette fermentation sont mauvais pour l'organisme qui s'en trouve imprégné ; l'appétit se perd, la digestion ne se fait plus régulièrement, d'où maux d'estomac, nausées, vomissements ; le sang ne reçoit plus les matériaux destinés à le renouveler et se porte à la tête, le ventre se ballonne, les intestins, distendus par les matières stercorales, perdent leur sensibilité, etc.

Si la constipation est habituelle, il faut modifier son régime, faire usage d'aliments herbacés, de mets préparés à l'huile, peu ou point épicés, de miel, pruneaux, fruits acidulés, procurer une bonne digestion stomacale. La rhubarbe a ici son indication naturelle. Les pilules Suisses, à la podophylline, à la cascarine et celles du Dr Dehaut, sont également utiles ; il faut essayer celles qui réussiront le mieux.

Souvent il suffit de se présenter régulièrement et quand même à la garde-robe. Souvent aussi un verre d'eau fraîche pris le matin, au lever, produit un bon effet. Si la constipation n'est qu'accidentelle, on la combat au moyen de purgatifs convenables ou lavements. — Si parfois, dit le Dr Lagasquie, l'enivrement des grandeurs ou les délices de l'amour-propre ont pu faire oublier à l'homme l'humilité de sa nature, les prosaïques fonctions qui nous occupent, sont bien propres à l'y rappeler. « Les rois et les philosophes fientent, et les belles dames aussi », dit comiquement Montaigne; tout n'est pas poésie dans la vie. (Dr Dupasquier.)

Contusions. — (V. Plaies.)

Convulsions. — Mouvements brusques, désordonnés et involontaires d'un ou de plusieurs muscles. L'enfance, le tempérament nerveux, le sexe féminin, un certaine hérédité constituent des prédispositions aux affections convulsives. Les causes les plus fréquentes sont quelque affection des centres nerveux, la frayeur, la colère, des émotions violentes, la dentition, la constipation, l'indigestion, l'anémie, les vers, etc.

Le traitement est celui de la maladie dont elles dépendent. Toutefois, lorsqu'un enfant est pris de convulsions, la première chose à faire est de le débarrasser de ses vêtements et de l'exposer au grand air: on lui applique quelque révulsif, comme un cataplasme à la moutarde placé sur les jambes, des compresses d'eau froide sur la tête; on le met dans un bain tiède et on lui fait respirer de l'éther, quelques gouttes sur un mouchoir, ou quelque plante aromatique. Un changement de régime, l'exercice et des promenades au grand air, des bains, des distractions, sont autant de moyens utiles pour prévenir des convulsions. Les convulsions ne présentent aucun danger lorsqu'elles sont bornées à un membre ou à quelque muscle ou dépendent d'une cause facile à éloigner ; mais quelquefois, surtout lorsqu'elles coïncident avec de la fièvre ainsi qu'avec le mal de tête, elles peuvent entraîner la mort à la suite de crises fréquemment répétées, soit par congestion, soit par asphyxie.

Coquelicot. — Ses fleurs, pétales, possèdent à un faible degré les propriétés de l'opium, mais leur emploi est sans danger. C'est surtout dans les rhumes et irritations de la poitrine avec toux fatigante qu'elles sont utiles, à la dose d'environ 5 gr. de fleurs sèches par jour dans une infusion à laquelle on ajoute avantageusement du sirop de gomme en guise de sucre. Il est bon aussi de leur associer les fleurs appelées pectorales. Une personne dont le sommeil serait dérangé par la toux ou toute autre cause et qui voudrait se ménager une nuit plus tranquille, ferait bien de ne prendre son infusion que pendant la soirée, réservant ainsi pour le temps du sommeil l'effet calmant à produire.

Coqueluche. — Toux convulsive et violente revenant par quintes, à des intervalles plus ou moins rapprochés, plus fréquentes le matin et le soir que pendant le jour. Elle est souvent épidémique, attaquant surtout les enfants de 1 à 8 ans. Pendant les quintes le pouls est accéléré, la face gonflée, rouge, la toux fréquente, pressée, sifflante, la suffocation imminente ; il y a vomissement ou expectoration de mucosités.

Il ne faut pas craindre de faire vomir fréquemment, au moyen de sirop d'ipéca, soit le matin à jeun, soit à toute autre heure de la journée (pourvu que la digestion du dernier repas soit terminée), lorsque la poitrine est très embarrassée. On emploie des antiphlogistiques lorsqu'il y a de l'irritation ; mais on emploie surtout les antispasmodiques contre le caractère nerveux de la maladie. On obtient généralement un bon résultat de la potion suivante : eau distillée, 150 gr., bromure de potassium, 3 gr., teinture de belladone, 15 gouttes, teinture d'aconit, 15 gouttes, à la dose de 2 cuillerées à café dans une infusion pectorale 3 fois par jour.

Cors aux pieds. — Tumeur dure, calleuse et circonscrite, formée de plusieurs couches d'épiderme superposées et d'une autre portion plus étroite, plus profonde, s'enfonçant jusqu'aux tendons et au périoste. Cette portion est traversée d'un prolongement papilliforme vasculaire qui distingue le cor du durillon et qui cause la douleur vive qui se fait sentir au moment de la compression. Ils ont pour cause la compression exercée par des chaussures trop étroites. On préconise différents moyens d'obvier à cette incommodité ; le meilleur assurément est l'extirpation de la tumeur, mais cette opération demande une main très exercée : autrement elle pourrait devenir mortelle. Un moyen tout à fait inoffensif consiste à prendre un bain de pieds tiède prolongé ou à appliquer un cataplasme : après quoi, avec l'ongle ou une lime à dents d'une moyenne grosseur, on enlève facilement tout ce qui a été ramolli. On peut aussi appliquer ensuite chaque matin et chaque soir quelques gouttes d'un mélange à parties égales d'acide acétique et de teinture d'iode, ou la préparation suivante : Acide salicylique 1 gr. et collodion, 15 gr. Des applications de racine de sceau de Salomon pilées et macérées dans du vinaigre suffisent bien souvent. Il y a bien encore un certain nombre de médicaments qu'on pourrait employer, comme acide nitrique, sulfurique, potasse caustique, pierre infernale: mais de graves accidents peuvent en résulter. On trouve dans toutes les pharmacies des préparations variées portant le nom de coricide.

Coryza, appelé encore rhume de cerveau, bien que le cerveau n'y soit absolument pour rien. C'est une inflammation catarrhale de la membrane muqueuse des fosses nasales, se déclarant et se développant sous l'influence du froid humide. Il débute généralement par un peu de malaise, un besoin fréquent d'éternuer, suivi de l'écoulement d'un liquide clair et âcre qui après deux jours devient jaunâtre et épais ; il y a pesanteur de tête et léger mouvement fébrile. Cette affection n'offre de gravité que chez les nouveau-nés. On l'arrête souvent en prenant tout au début quelques prises de camphre pulvérisé ou de simple sel de cuisine. En tout cas, lorsqu'il se borne aux fosses nasales, le coryza n'est pas de longue durée. Mais il peut devenir chronique, les personnes à tempérament lymphatique et scrofuleux y sont prédisposées. Il faut avant tout suivre le traitement indiqué par la cause et améliorer la constitution par tous les moyens possibles.

Coup. — Résultat du choc plus ou moins violent de deux corps, et par suite contusion ou lésion plus ou moins grave de la partie frappée. Si la contusion a été très forte, on doit craindre que des parties profondes aient été blessées, et tout en donnant les premiers soins, vu la situation, il faut recourir au médecin. Nous supposons, dans ce qui suit, que les accidents ne sont pas très sérieux. Il faut éviter que le sang extravasé qui existe presque inévitablement, même dans une foulure légère, se change en pus : pour cela empêcher la partie contusionnée de s'échauffer, au moyen de compresses d'eau fraîche fréquemment renouvelées : on peut ajouter à l'eau du sel ou du vinaigre, ou mieux employer l'eau blanche additionnée de teinture d'arnica. On emploie également les plantes vulnéraires comme mélisse, verveine, arnica, grande consoude, herbe à Robert, joubarbe, etc. : on les écrase finement et on les applique en guise de cataplasme ; ou bien, après les avoir pilées, on y ajoute un peu d'eau et on en extrait le jus qu'on applique en compresses et auquel on peut associer une foule de médicaments comme laudanum, glycérine, phéniquée au besoin, coaltar, acide borique, quinquina, baume du Commandeur, baume tranquille, eau blanche, teinture d'arnica, etc. Si les compresses n'empêchent ni le gonflement ni la chaleur, il faut s'attendre à un abcès et agir en conséquence.

Coupures. — V. Plaies.

Croup. — Inflammation aiguë du larynx avec formation de fausses membranes, d'où difficulté de respirer et même accès de suffocation. Il atteint principalement les enfants de 2 à 8 ans et a pour cause le froid et l'humidité ainsi que l'insalubrité des habitations. Il est contagieux et souvent épidémique. Il apparaît quelquefois brusquement, mais le plus souvent il est annoncé par du malaise, de l'abattement, de la fièvre ; quelquefois il est précédé de l'angine couenneuse qui s'étend ensuite au conduit respiratoire. Le croup n'est confirmé qu'au moment où de fausses membranes se forment sur la glotte et rétrécissent par là même cette ouverture déjà si étroite : le malade éprouve alors de la gêne, de la douleur au larynx, sa voix et sa toux offrent des caractères qu'on a comparés au cri d'un jeune coq. Les quintes de toux ou la médication employée amènent des vomissements qui expulsent les fausses membranes : la peau est brûlante, le pouls est très fréquent, la face bouffie, pâle, anxieuse, etc.

La rapidité de la marche de cette grave affection demande un traitement non moins prompt et des plus énergiques. Il ne faut pas hésiter, aussitôt que le croup s'annonce, en attendant le médecin, à donner un bon vomitif au malade. S'il est très jeune, le sirop d'ipéca pourra suffire ; s'il est déjà âgé, il faut ajouter à 100 gr. de sirop environ 50 centigrammes de poudre d'ipéca. A défaut d'ipéca on prendrait l'émétique. Et si on voulait un vomitif plus sûr, plus prompt et plus énergique encore, on donnerait l'émétique dans une forte décoction de polygala édulcorée avec du sirop d'ipéca. Il est bon de chercher à procurer un vomissement énergique, mais il ne faut pas chercher à le faciliter : car ce sont principalement les secousses ou efforts qu'il faut obtenir, pour détacher et expulser les fausses membranes. Lorsque le vomitif a cessé d'opérer, il faut alimenter le malade le mieux possible pour soutenir ses forces en lui donnant du lait, du bouillon, du vin, du café, du quinquina, etc. Il y a lieu quelquefois de faire vomir plusieurs fois par jour et pendant plusieurs jours. Pour détruire et faire détacher les fausses membranes, il faut les toucher avec un petit tampon de charpie, qu'on renouvellera chaque fois, fixé au bout d'une tige de bois et trempé dans de l'eau vinaigrée, puis on touche la place avec un autre tampon ou pinceau imbibé soit de jus de citron, soit d'eau phéniquée, 1 pour 20, où de coaltar, même dose ; on obtient de bons effets de frictions mercurielles sur les parties latérales du cou ou sur les aisselles ainsi que de l'emploi du calomel à l'intérieur à doses légères seulement comme laxatif. Il est bon aussi d'insister sur les dérivatifs tels que pédiluves sinapisés. Il est encore utile de tenir en ébullition dans la chambre du malade un vase d'eau contenant un demi-verre d'eau de goudron et d'essence de térébenthine dont les vapeurs favorisent le détachement des fausses membranes. Il ne faut pas oublier que cette terrible maladie est contagieuse et que par conséquent il ne faut négliger aucun des moyens nécessaires pour l'éviter, comme avoir toujours les mains humectées d'eau phéniquée, plonger dans cette eau tous les instruments dont on se sert, tous les objets qui ont pu être imprégnés de crachats, désinfecter et enterrer toutes les déjections, etc.

Dartres. — Terme générique, non scientifique, par lequel on désigne des maladies de la peau qui consistent en taches, vésicules, pustules, squames, boutons, plaques de différentes sortes qui produisent des démangeaisons et de la cuisson, sans fièvre, et sont la plupart du temps le résultat d'une diathése de l'économie.

A l'exception de la teigne, les dartres ne sont pas contagieuses.

Quelques auteurs en ont distingué sept espèces :

Dartre furfuracée, consistant en de légères exfoliations de l'épiderme ressemblant aux pellicules du son *(furfur)*. — Lèpre et pityriasis.

Dartre squameuse : exfoliation de l'épiderme qui forme des écailles plus larges que dans l'espèce précédente. — Eczéma. Lichen.

Dartre crustacée : croûtes jaunes, grises, blanchâtres, verdâtres, de différentes formes. — Impétigo.

Dartre rongeante : boutons pustuleux ou ulcères rongeants qui fournissent un pus ichoreux et fétide n'attaquant pas seulement la peau, mais corrodant les muscles et les cartilages et s'étendant quelquefois jusqu'aux os. — Lupus.

Dartre pustuleuse : pustules plus ou moins volumineuses et remplacées par des taches rougeâtres. — Acné et Sycosis.

Dartre phlycténoïde : phlyctènes ou vésicules produites par le soulèvement de l'épiderme, remplies par une sérosité ichoreuse et laissant, après leur dessiccation, des écailles rougeâtres analogues à celles qui suivent la terminaison de l'érysipèle. V. Herpès.

Dartre érythémoïde : élevures rouges et enflammées produites par le gonflement du tissu cutané et se terminant par des exfoliations de l'épiderme analogues à celles de l'érythème.

Le traitement se compose d'abord de moyens hygiéniques pour modifier la constitution générale, et consiste en aliments doux, laitages, fruits, viandes blanches, et éloignement de tout ce qui est susceptible d'irriter la peau et d'échauffer le sang. Il faut aussi s'occuper de l'état diathésique de manière à modifier les humeurs, et pour cela employer les dépuratifs, sucs, tisanes, pilules, etc., combinés avec les amers, les sulfureux, les sudorifiques et les purgatifs.

Il y a lieu aussi de traiter localement la dartre au moyen d'émollients, d'astringents, d'excitants, en n'oubliant pas que, comme émollients, les cataplasmes de farine de lin ne conviennent pas dans les inflammations superficielles de la peau ; il vaut mieux recourir alors à la mauve, guimauve ou son de blé.

Datura, appelé encore Stramoine, herbe à la taupe, et, par son fruit, pomme épineuse : c'est une

6

plante qui jouit de propriétés narcotiques énergiques. A doses fractionnées et graduées, elle détermine des vertiges, l'obscurcissement de la vue, la
dilatation de la pupille, des hallucinations des sens,
un délire agréable et passager, etc. Souvent il suffit
pour cela de 0,15 à 0,20 centigr. A dose un peu élevée, c'est un poison narcotico-âcre très violent,
qu'on combat, après les vomissements, par le vinaigre.

C'est surtout dans les névralgies de la face et le
tic douloureux que le Datura est employé avec succès. On ne doit le donner, *à l'intérieur*, qu'à très petites doses qu'on augmente progressivement avec
grande circonspection : de 0,05 à 0,30 centigr. de
la poudre des feuilles; de 0,015 milligr. à 0,10 centigr. de l'extrait. On donne de 10 à 15 gouttes de la
teinture (feuilles fraiches et alcool 90° à parties
égales) dans une potion. Si les feuilles étaient sèches,
elles ne devraient entrer que pour 1 sur 5 d'alcool
dans la teinture.

A l'extérieur, en infusion de 15 à 60 gr. pour un
litre d'eau qu'on emploie en lotions, fomentations,
compresses, ou dont on se sert pour préparer des cataplasmes calmants. On prépare aussi, avec l'extrait, des pommades 2 gr. pour 60 d'axonge, et un
liniment 2 gr. pour 125 d'huile d'olive, qu'on emploie
en frictions contre les névralgies.

Le datura est encore très utile dans les spasmes
de la poitrine et des bronches ainsi que dans l'asthme;
et alors le meilleur mode d'emploi est l'aspiration
de la fumée au moyen de la cigarette, mais il est
bon d'associer aux feuilles de datura autant de
feuilles de sauge. La dose de feuilles doit être de
0,75 centigr. par chaque cigarette. On commence par

une demi-cigarette et on peut aller jusqu'à deux par jour, mais s'il survient du vertige, il faut cesser. Dans la phtisie et les catarrhes, ces aspirations sont très efficaces pour calmer la toux. Pour les hommes qui font un usage habituel du tabac, on mêle le datura au tabac; autrement on fait brûler des feuilles sur des charbons, de manière que la fumée se répande dans la chambre du malade.

Délayants. — Médicaments augmentant la fluidité du sang ou des humeurs en augmentant leur volume aux dépens de la masse : telles sont des boissons aqueuses prises en abondance, décoctions d'orge, gruau, chiendent, etc. Les bains, les lavements, sont également rangés parmi les délayants qu'on prescrit en général pendant toute la durée des phlegmasies aiguës : ils ont pour effets généraux de calmer la soif, la chaleur et la fièvre et de faciliter les évacuations, particulièrement la transpiration et l'urine.

Délire. — Affaiblissement et désordre de l'intelligence se traduisant par des idées imparfaites, incohérentes, par l'association d'idées incompatibles, etc. Cette perversion et exagération de la raison peut avoir pour cause une lésion matérielle du cerveau, comme dans l'inflammation des méninges, à la suite de contusions profondes, et alors le délire est appelé symptomatique; c'est le plus grave et le plus dangereux. S'il n'existe pas de lésions appréciables du cerveau, le délire est appelé idiopathique. Enfin il est sympathique quand il est le résultat d'un état morbide de quelque organe réagissant sur le centre intellectuel.

Quelquefois le délire ne se manifeste pas seulement par des paroles, mais encore par des mouvements plus ou moins violents ; dans certains accès de délire, le malade se montre doué d'une force prodigieuse au point qu'il faut plusieurs personnes pour le maintenir.

Le délire peut être le résultat d'un empoisonnement, et alors c'est l'empoisonnement qu'il faut traiter. Il peut être causé également chez des personnes faibles et après plusieurs jours de diète, par ce qu'on appelle l'inanition ou défaut de forces vitales : il faut alors alimenter les malades avec précaution. Il est causé souvent par quelque grande fièvre, typhoïde par exemple, et alors il fournit généralement un pronostic grave. On distingue encore une sorte de délire qui s'appelle démence, manie, hallucination. Il y a aussi un délire nerveux, sans fièvre, survenant après quelque opération chirurgicale chez les sujets très nerveux ; les antispasmodiques, surtout le chloral et le laudanum, en ont facilement raison.

Les gens qui ont perdu la raison et qui par conséquent ne sont plus responsables de leurs actions, doivent être l'objet de la plus grande surveillance, parce qu'ils peuvent employer leur liberté à des actes dangereux. Il ne faut laisser à leur portée aucun objet qui leur permette de nuire à eux-mêmes ou à d'autres.

A moins qu'ils ne deviennent furieux, il convient d'employer envers eux la douceur, et non la violence, qui pourrait les exciter encore davantage. Il y a des fous qui recouvrent la raison par intervalles plus ou moins longs ; quelques-uns même guérissent complètement : mais il faut reconnaître que ce n'est guère que dans les établissements bien dirigés qu'on peut obtenir ou une amélioration satisfaisante ou une guérison.

Si nous avions à dire les raisons pour lesquelles

les cas de folie sont aujourd'hui beaucoup plus fréquents qu'autrefois, nous devrions mentionner en
première ligne cette absence de tout frein comme de
toute pratique au point de vue religieux, et par là
même ce dévergondage de toutes les passions qui
caractérise la génération présente ; après quoi nous
ferions une très large part à l'abus de plus en plus
grand du tabac, des boissons alcooliques et surtout
de l'absinthe, et sans doute aussi au genre d'alimentation ainsi qu'à cette falsification éhontée d'une
foule de denrées alimentaires.

Delirium tremens. — On donne ce nom à la
folie furieuse avec agitation et tremblement des
membres qui atteint ordinairement ceux qui font
abus des boissons alcooliques. Elle ne peut se guérir,
s'il y a encore guérison possible, que par un régime
lacté très sévère. C'est toujours un pronostic très
grave.   —

Démangeaisons. — Elles consistent en une
sensation vive de fourmillement, cuisson, brûlure,
qui porte quelquefois irrésistiblement à froisser,
gratter, déchirer l'épiderme de la partie irritée. Elles
résultent d'une modification particulière des extrémités nerveuses de la peau sous l'influence d'une
humeur âcre et irritante qui s'amasse sous l'épiderme. Le grattage, si naturel en pareil cas, est en
général un bon moyen de se débarrasser de certaines
démangeaisons. En déchirant l'épiderme, il donne
issue à l'humeur âcre et irritante qui cause la
démangeaison ; mais ce n'est pas toujours un moyen
suffisant. Il est des piqûres d'insectes qui causent
des démangeaisons et qui parfois sont bien un peu
venimeuses : l'eau boriquée, ou phéniquée, ou additionnée d'alcali volatil ne peut jamais nuire.

Lorsque la démangeaison se fait sentir sur une partie considérable du corps, il faut recourir aux bains émollients ou alcalins (200 gr. de sous-carbonate de soude ou de potasse pour un bain), qu'on aura soin de ne pas prendre chauds.

Il est des démangeaisons qui proviennent de piqûres de plantes ou d'insectes, d'autres accompagnent certaines maladies de la peau, généralement de nature dartreuse. Dans le premier cas, le mal vient du dehors et par une sorte d'accident ; il peut disparaître au moyen d'un traitement externe, de pommades par exemple, comme sous-carbonate de potasse 1 pour axonge 4 : ou cire 1 fondue dans huile de ricin 15, en ajoutant quelques gouttes de glycérine : ou calomel 4, axonge 30. On peut ajouter un peu de camphre ou d'opium : on peut aussi employer en lotions l'eau de laurier-cerise, de Goulard ou eau blanche, de cerfeuil, vinaigrée, alunée ou simplement l'eau froide.

Dans le second cas, le mal venant du dedans et accusant dans la masse du sang de l'âcreté et de l'humeur qui tend à en sortir, il faut, en employant les moyens ci-dessus, recourir à un traitement interne qui débarrasse le sang de cette âcreté ; et alors les dépuratifs ainsi que le système purgatif du Dr Dehaut sont tout indiqués. Il y a des démangeaisons dont la cause est parfaitement connue ; évidemment la première chose à faire est de la supprimer dans la mesure du possible : par exemple dans le prurit de dentition, il faut aider cette dentition par tous les moyens possibles.

Dentition. — C'est la première apparition ou la sortie des dents avec tout le travail nécessaire pour cela. Du sixième au dixième mois, apparaissent les deux incisives moyennes de la mâchoire inférieure. Une quinzaine de jours après, apparaissent les deux dents correspondantes de la mâchoire supérieure. Ensuite les deux incisives latérales inférieures, puis les supérieures. Du douzième mois au quatorzième, viennent les canines ou angulaires, d'abord celles de la mâchoire inférieure, puis celles (œillères) de la mâchoire supérieure. Enfin, on voit sortir successivement les huit premières molaires, quatre en bas et quatre en haut. Ces vingt dents qui doivent être poussées pour l'âge de 2 ans constituent ce qu'on appelle la première dentition, *les dents de lait*, destinées à tomber et à être remplacées au moment de la seconde dentition qui se fait vers l'âge de sept ans.

Lorsque les premières dents se développent et sont prêtes à sortir, les gencives se gonflent et rougissent, deviennent douloureuses, deviennent aussi le siège d'une démangeaison appelée prurit de dentition qui agace les enfants : la salivation est surabondante; l'enfant porte sans cesse les doigts dans sa bouche, cherche à mâcher, est plus ou moins plaisant, agité et énervé, même jusqu'à éprouver des convulsions.

Toute une série d'acccidents pathologiques peut se présenter : les uns locaux comme gingivite, stomatite, salivation, etc. ; les autres sympathiques comme vomissements, diarrhée, constipation, accidents cérébraux dont quelques-uns ne manquent pas de gravité.

Il faut donner à mâcher à l'enfant quelque objet qu'il ne puisse avaler : un morceau de bois de régliss', une racine de guimauve; frotter souvent les gencives avec le bout du doigt enduit de miel; lui faire prendre le bon air ainsi qu'un peu d'exercice; traiter promptement les accidents qui se présentent de manière à favoriser le plus possible le travail de la dentition. Le sirop de dentition du Dr Delabarre est très vanté en pareil cas.

Dents. — Organes durs et résistants qui garnissent le bord de chaque mâchoire. Une dent se compose de trois parties : la couronne qui en est la partie visible, la racine qui s'enfonce dans la partie osseuse de la mâchoire disposée en forme d'alvéole pour la recevoir, et le collet qui, situé entre la couronne et la racine, est couvert par la gencive ou partie charnue de la mâchoire qui touche aux dents. Le nombre des dents, chez un adulte, est de seize pour chaque mâchoire. Les quatre antérieures sont appelées incisives ; celle qui vient après, de chaque côté, s'appelle canine : à la mâchoire supérieure elle porte encore le nom d'œillère. Après la dent canine, viennent deux autres dents appelées petites molaires ; enfin les trois autres se nomment grosses molaires. La dernière des trois est encore appelée dent de sagesse, parce qu'elle ne vient que très tard.

Une maladie des dents, qui est très commune et dont les causes ne sont pas très bien connues, est la carie ou sorte de décomposition du tissu de la dent. On peut retarder, mais non guérir la carie, en faisant ou cimenter ou aurifier la dent malade. Quant à la douleur qu'elle cause, on peut la calmer au moyen de laudanum, éther, chloroforme, cocaïne, alcool de menthe, eau de Cologne, etc.

Les maux de dents qui ne sont pas accompagnés de carie, sont ordinairement de simples névralgies. Si elles reviennent par accès périodiques, le meilleur calmant est le sulfate de quinine ; si la douleur est simplement intermittente, il y a une quantité de médicaments qu'on peut essayer, la chaleur, les pilules d'aconitine, de méglin, les bains de vapeur au genièvre et à la belladone ou jusquiame, etc. Les révulsifs, comme bains de pieds sinapisés, sont toujours utiles. Quelquefois même les vésicatoires.

Dépuratifs. — Médicaments capables d'enlever à la masse des humeurs les principes qui en altèrent la pureté et la rendent nuisible à la santé. Les principaux sont la patience, pensée sauvage, gentiane, fumeterre, douce-amère, houblon, bardane, chicorée sauvage, saponaire ; les amers, sudorifiques, diurétifs, purgatifs. Le système purgatif du Dr Dehaut est un très bon dépuratif. En ajoutant de l'iodure de potassium à ces espèces dépuratives, on obtient un effet beaucoup plus énergique.

Ici, comme dans une multitude d'autres cas, il est bon d'associer un certain nombre de plantes dépuratives pour en faire une tisane qui se prend à jeun, très forte, et, dans un moment de soif, coupée d'eau.

Dérivatifs. — Moyens employés pour détourner une irritation du lieu où elle est fixée en l'attirant dans un autre : ce sont les sinapismes, vésicatoires, bains, purgatifs, vomitifs, etc.

Les révulsifs sont également dérivatifs.

Désinfectant. — Substance qui neutralise ou détruit les principes morbifiques, contagieux ou infectieux. (V. Antiseptiques.) Les fumigations et infusions de tabac peuvent fournir dans plus d'un cas un désinfectant très commode.

Il ne faut pas regarder comme désinfectants certaines substances qu'on emploie vulgairement comme tels et qui ne peuvent que neutraliser une odeur au moyen d'une autre, comme eau de Cologne, vinaigre, sucre brûlé, fumigations de genièvre, etc.

Diabète sucré. — Maladie caractérisée par la

présence du sucre de glucose dans l'urine qui est très abondante, avec soif continuelle, amaigrissement ou affaiblissement progressif, malgré un appétit notablement augmenté. On n'est pas très bien fixé sur les véritables causes du diabète ; mais on l'explique suffisamment en disant qu'il y a désordre des fonctions assimilatrices, en vertu duquel certains aliments, qui devraient se transformer dans l'organisme en force et chaleur, le traversent sans être utilisés et s'éliminent par les urines. En d'autres termes, le sucre introduit dans l'économie par l'alimentation ou produit par la force glycogénique du foie et qui, au moyen des poumons ou par l'acte de la respiration, devrait s'y transformer en force et chaleur, y reste à l'état de glucose qui est le summum de la digestion intestinale et s'élimine par les urines sans avoir produit les effets nutritifs et fortifiants qu'il aurait dû produire. D'où le traitement, qui consiste à suivre un régime très sévère et réglé de manière à éliminer de l'alimentation tout ce qui est sucre ou susceptible d'en produire, comme amidons, fécules, farines, et par suite pain, pâtisseries, pâtes alimentaires, haricots, lentilles, pois, fèves, pommes de terre, et en général les végétaux dits farineux. Par contre, le régime doit se composer de tout ce qui peut fortifier sans produire de sucre, comme aliments azotés, viandes, graisses, œufs, poissons, huiles, fromage, légumes herbacés, salades, épinards, chicorée, cresson, fruits oléagineux.

En fait de boissons, la plupart contiennent du sucre ou de quoi en faire : tels sont : cidre, bière, vin doux, mousseux, de liqueur, sirop, etc.

Il reste à la disposition des diabétiques les vins non sucrés, bouillons, tisanes, spiritueux non sucrés : le café et le thé, pris sans sucre, sont très bons. Il leur est également utile de faire usage d'eau de Vichy ou de bicarbonate de soude à la dose d'environ 5 gr. par jour à prendre en trois fois dans un verre d'eau.

Ce régime bien suivi amène une amélioration sensible ; mais le malade ne doit pas oublier que, pour assurer la guérison, ce traitement doit être suivi longtemps, et si, après l'avoir quitté ou simplement adouci, les symptômes reparaissent, il faut le reprendre aussitôt.

Diarrhée. — Excrétion plus fréquente et plus liquide qu'à l'ordinaire. Elle est sans fièvre, presque sans colique et sans affaiblissement de la santé, à moins pourtant qu'elle ne devienne chronique, ce qui la distingue de l'entérite et de la dysenterie. Elle peut provenir de causes très diverses : émotions vives, froid, changement de climat, écarts de régime, mauvaise alimentation ou digestion, excès de fruits, etc. Elle règne quelquefois sous forme épidémique. Aussi on en distingue plusieurs espèces, qu'on appelle catarrhale, stercorale, séreuse, bilieuse, atonique, purulente, etc. Elle est la plupart du temps sans importance, quelquefois même avantageuse, si elle ne dure pas assez longtemps pour affaiblir.

Le traitement varie naturellement selon les causes de la maladie. Toutefois il est toujours bon d'observer un régime sévère, d'éviter les fruits et les légumes verts, de faire usage de lait et d'œufs frais ainsi que de procurer une bonne digestion. Dans la plupart des cas un purgatif doux produit un bon effet ou prépare celui des médicaments. Si ces moyens ne suffisent pas, on prendra du sous-nitrate de bismuth, environ 1 gr. dans un peu d'eau sucrée une demi-heure avant le repas, du diascordium, ou une infusion de salicaire dans laquelle on mettra une dizaine de gouttes de laudanum pour un verre d'infusion dont on prend une cuillerée à soupe toutes les heures ; ou encore eau de tilleul 100, sirop de gomme 30, laudanum de Sydenham 1, blancs d'œufs, 2, à prendre par cuillerées à soupe toutes les demi-heures.

On peut encore citer comme très utiles les tisanes de centinode ou traînasse, plantains, camomille, grande cousoude, feuilles de ronce, vigne, chêne, rosier, la quintefeuille et aussi l'eau albumineuse qu'on peut boire par verres et qu'on prépare en battant de quatre à huit blancs d'œufs dans leur volume d'eau, après quoi on ajoute environ 10 gr. d'eau de fleurs d'oranger et on parfait, avec de l'eau pure, la quantité d'un litre.

Chez les enfants très jeunes, pendant les grandes chaleurs surtout, la diarrhée doit être l'objet d'une attention toute spéciale, tant pour en découvrir la cause (qui est presque toujours dans quelque défectuosité de l'alimentation) que pour y remédier. Lorsque la diarrhée se déclare chez un enfant, il faut lui donner un léger laxatif et le soumettre à un régime très sévère, lait toujours très frais dans des vases d'une propreté irréprochable, flanelle sur le ventre et au besoin compresses laudanisées, une ou deux gouttes ; infusion de salicaire ci-dessus, en proportionnant le laudanum ; sous nitrate de bismuth granulé, de Mentel de préférence, de manière à en faire prendre un gramme par jour. Un bon moyen encore, vanté par Trousseau et Piloux, c'est le bicarbonate de soude, 0,50 centigr.

dans un litre de lait qu'il empêche de se caillebotcr; il neutralise également les acides qui se développent en quantité considérable dans le canal alimentaire.

Certaines diarrhées, même chez les enfants, ont pour cause une non digestion des matières alimentaires qui ne font que traverser les voies digestives; on y remédie au moyen du laudanum à la dose d'une seule goutte dans une infusion de feuilles d'oranger ou de camomille prise non après, mais avant le repas.

Diarrhée chronique. — Lorsqu'elle se prolonge pendant trois ou quatre semaines par exemple, la diarrhée peut être considérée comme chronique et comme indice que le sang ainsi que les humeurs qui ont cours dans les intestins sont viciés, et par conséquent il est bon de ne pas la supprimer trop précipitamment ni autrement que par un certain nombre de purgations qui débarrasseront l'économie des humeurs viciées,

Diascordium. — Electuaire d'une odeur et saveur désagréable, employé avec avantage comme astringent sédatif, particulièrement contre la diarrhée récente surtout quand elle est accompagnée de coliques, à la dose de 2 à 4 gr., 1 gr. toutes les 4 ou 5 heures, soit délayé dans une boisson, soit dans du pain azyme : 1 gr. de cet électuaire contient environ 0,006 d'extrait d'opium.

Digitale. — Les feuilles de l'espèce pourprée sont seules employées comme sédatives du cœur et diurétiques, soit sous forme de teinture, soit sous forme de poudre. C'est un médicament précieux et souvent employé; toutefois, il ne faut pas oublier que c'est un poison narcotique, de manière qu'il est bon de n'en faire usage que pendant sept ou huit jours, après quoi on se repose pendant deux ou trois jours.

Comme calmant du cœur, on l'emploie surtout sous forme de teinture, à la dose de 3 ou 4 gouttes le matin à jeun et autant le soir en se couchant, dans un peu d'eau sucrée ou non. On peut aussi en faire usage sous forme de sirop.

Comme diurétique, on associe volontiers la teinture de scille à celle de digitale à égales proportions, et on en prend 3 ou 4 gouttes matin et soir, de la même manière que ci-dessus. Il est bon de ne guère dépasser une vingtaine de gouttes par jour.

Mais c'est principalement en poudre qu'elle produit un bon effet diurétique, et pour cela on en fait macérer pendant vingt-quatre heures 0,20 ou 0,25 centigr. dans un verre d'eau qu'on boit dans la journée par petites gorgées.

La digitaline, principe actif de la digitale, s'emploie dans les mêmes cas, 1 à 3 granules de 0,001 milligr. par jour.

Aussitôt qu'il survient quelque nausée significative de l'intoxication, il faut cesser immédiatement et absolument.

Diphtérie. — Genre de maladie dont le caractère essentiel est la tendance à la formation de fausses membranes ou dépôts couenneux. Si ces peaux se forment dans la gorge, c'est l'angine couenneuse ; si elles s'étendent jusque dans les voies aériennes, larynx, bronches, c'est le croup. (V. ces mots.)

Il est bon d'enlever aussi promptement que possible ces fausses membranes au moyen d'un petit tampon de charpie fixé au bout d'un bâtonnet et trempé dans de l'eau vinaigrée ; après quoi on touche la place avec un autre tampon imbibé d'eau phéniquée au 30e, ou de coaltar au 30e, ou d'acide borique au 5e. On répète plusieurs fois, et chaque

fois avec un tampon nouveau. De fréquents gargarismes astringents au borax et chlorate de potasse
sont utiles, ainsi que des révulsifs, comme sinapismes et frictions d'onguent napolitain sur les engorgements du cou.

Il faut avoir soin de désinfecter ou mieux de brûler
tous les objets qui ont pu être envahis par les microbes qui peuvent reproduire leurs terribles effets
même après plusieurs années.

Diurétiques. — Médicaments qui ont la propriété d'activer la sécrétion de l'urine. Ils sont très
nombreux : chiendent, pariétaire, queues de cerises,
fraisier, asperges, scille digitale, reine des prés,
genièvre, verge d'or, ortie blanche, genêt à balai,
coqueret, dompte-venin, bourrache, fleurs et gui
d'aubépine, bouleau, etc. Les infusions de ces plantes
seront beaucoup plus actives si on veut y ajouter
2 gr. de nitrate de potasse par litre et par jour. Ces
tisanes doivent être prises froides ou à une douce
température, mais non chaudes.

Le vin blanc, le vin de genièvre, le vin de Trousseau ou de la charité, la bière et les stigmates de
maïs sont encore des diurétiques fort bons. Le lait
ou le régime lacté est également un excellent diurétique.

Douce-amère. — Sous-arbrisseau du genre
morelle qui pousse des tiges grêles et sarmenteuses
de 1 à 2 mètres de haut, d'une odeur désagréable
quand elles sont fraîches, mais inodores quand elles
sont sèches, d'une saveur un peu amère laissant un
arrière-goût sucré.

On emploie les jeunes rameaux soit en décoction,
15 à 30 gr. par litre d'eau, soit en extrait, 0,25 à
0,50 centigr. qu'on augmente progressivement, contre

les affections dartreuses et scrofuleuses, les rhumatismes chroniques et la goutte.

Douleur. — Elle n'est pas une maladie, mais une sensation pénible perçue par le cerveau et qui accompagne désagréablement un grand nombre de maladies. Elle porte quelquefois un nom spécial emprunté au siège où elle se fait sentir : odontalgie, aux dents; otite, à l'oreille; céphalalgie, à la tête; colique, aux intestins. Suivant sa nature, on la dit aiguë, sourde, lancinante, cuisante, déchirante; par violence, elle est susceptible de causer de graves accidents, voire même la mort. Comme elle est très rarement utile, il importe de la faire disparaître ou de la calmer autant que possible. Il n'existe pas de remède capable de calmer toute sorte de douleurs; il y a même des douleurs qu'aucun remède ne peut calmer. Très souvent on est obligé d'essayer différents médicaments avant de trouver celui qui produira l'effet désiré. Les moyens ou médicaments qu'on peut essayer sont très nombreux et varient suivant la nature et le siège de la douleur qui parfois se calme sans aucun médicament : les violentes douleurs d'un abcès, par exemple, se calment comme par enchantement aussitôt que commence l'écoulement du pus; la simple eau froide calme les souffrances causées par la brûlure; l'immobilité fait cesser les douleurs déchirantes d'une fracture.

Contre les douleurs qui accompagnent toujours les inflammations, il faut employer, à l'extérieur, les bains, cataplasmes, ainsi que compresses, émollients et calmants, et à l'intérieur les boissons douces et rafraîchissantes; s'il s'agissait de coliques, c'est aux lavements et cataplasmes émollients et calmants qu'il faudrait recourir.

Il y a en particulier deux sortes de douleurs ou souffrances que presque tout le monde est exposé à ressentir : les névralgies et les rhumatismes, qui sont extrêmement variables comme position ou siège, comme intensité et aussi comme susceptibilité par rapport aux médicaments qu'on peut leur opposer ; de sorte qu'un médicament qui a produit un excellent effet dans un cas donné n'en produira aucun dans un cas absolument analogue. De même un remède qui a parfaitement réussi à faire disparaître une douleur névralgique ou rhumatismale, ne l'empêchera pas de se reproduire soit au même endroit soit ailleurs et sans pouvoir la calmer. Cela tient à ce que l'état névralgique ou rhumatismal continue d'exister lorsque la douleur qui en est un effet est calmée ; d'ailleurs l'office du médicament est de supprimer ou calmer la douleur mais non l'état rhumatismal. Il n'y a qu'un traitement agissant sur l'état général du sang qui puisse faire cesser pendant un temps plus ou moins long cette disposition à souffrir par suite de l'action de causes extérieures aussi insignifiantes qu'une variation atmosphérique, un courant d'air, un léger refroidissement, etc.

Dans les cas de souffrances névralgiques et rhumatismales, il faut recourir aux médicaments doux et calmants : baumes, liniments, frictions, cataplasmes ; aux toniques et aux révulsifs. Les préparations opiacées, l'éther, chloroforme, essence de térébenthine sous forme de perles, le sirop de chloral, les pilules d'aconitine, de méglin, etc, sont, pour l'intérieur, des moyens qu'il ne faut pas négliger. Si ces souffrances se faisaient sentir par accès périodiques, comme c'est souvent le cas, c'est le sulfate de quinine qui serait tout indiqué à la dose de 0,25 et au besoin 0,50 centigr. par jour, pendant trois ou quatre jours, même lorsque la souffrance serait calmée dès le premier jour, afin de couper court à une récidive.

Le froid comme la chaleur sont quelquefois d'excellents moyens de calmer la douleur ; il faut les essayer, sauf à les laisser de côté lorsque leur inutilité ou insuffisance aura été constatée, ce qui se fait assez promptement, surtout pour le froid dont l'essai ne doit pas être poussé trop loin : car il est de nature à faire du mal lorsqu'il ne fait pas de bien.

Drastiques. — Purgatifs très énergiques : jalap, bryone, huile de croton, nerprun, scammonée, ellébore, euphorbe, etc. ; on ne les emploie que dans les hydropisies, les constipations opiniâtres, ou quand on veut opérer une révulsion ou dérivation puissante et prompte sur le canal intestinal, à condition toutefois qu'il ne soit pas irrité ou enflammé.

Dyssenterie. — Inflammation spéciale de la muqueuse du gros intestin avec coliques, besoin fréquent d'aller à la selle, évacuations pénibles et peu abondantes, très cuisantes au fondement, de matières muqueuses, glaireuses, écumeuses, sanguinolentes, contenant parfois de fausses membranes semblables à des râclures d'intestins. Elle a pour causes, outre les causes ordinaires de l'inflammation des intestins, le climat, une température chaude et humide pendant le jour et fraîche pendant la nuit, les fatigues, chagrins, encombrements, usage immodéré de fruits, etc.

La dyssenterie aiguë est quelquefois contagieuse et épidémique, et comme ce sont les déjections qui propagent le mal, il importe de les enfouir dans la terre promptement et profondément, ou de les décomposer au moyen du sulfate de fer ou du coaltar. Pareillement il faut avoir soin de désinfecter, en les plongeant dans l'eau bouillante, tous les linges qui ont pu être souillés par ces matières. C'est aussi le cas de faire un grand usage de l'acide phénique.

Lorsqu'elle est grave ou maligne (et alors elle est presque toujours épidémique), il y a fièvre et abattement qui amènent bientôt une altération notable des traits, des vomissements, des évacuations extrêmement fétides, une diminution du pouls, et parfois un hoquet qui est un pronostic très grave.

La forme légère se traite comme la diarrhée (v. ce mot): antiphlogistiques, adoucissants, astringents et calmants comme eau gommeuse, décoction de riz, de racine de grande consoude, bains, demi-lavements amidonnés et laudanisés.

Dans la dyssenterie grave avec adynamie et prostration, les boissons toniques et astringentes, comme quinquina, cachou, vin, doivent être préférées : pendant quelques jours on donnera par jour 5 ou 6 pilules Segond à l'ipéca 0,40 centigr. calomel 0,20 centigr., extrait gommeux d'opium 0,05 centigr. de deux en deux heures. En même temps la diète doit être rigoureuse. Eau albumineuse, sous-nitrate de bismuth, purgatifs salins (eau de Sedlitz, 1/2 bouteille par jour), cataplasmes émollients sur le ventre et également lotions d'eau phéniquée froide: tisane de charbon de bois, 200 gr. pour 1/2 litre d'eau qu'on fait bouillir pendant un quart d'heure, sucrer et boire dans la journée; tisane d'ipéca 5 gr. infusés dans deux verres d'eau, une cuillerée toutes les heures.

Il est bon d'insister sur les évacuants afin de débarrasser les intestins des matières infectes et infectieuses qui sont le caractère de la maladie.

A la période de déclin, on ne doit quitter la diète

et un peu aussi les évacuants qu'avec précaution, et donner la préférence aux potages à la fécule ou au riz et aux œufs peu cuits.

Dans la forme chronique, suivre le régime précédent, faire usage du diascordium, ratanhia, eau de Vals ou de Vichy, et porter de la flanelle sous forme d'une large ceinture.

Dysménorrhée. — Ecoulement difficile des règles. Les souffrances plus ou moins grandes qui sont la conséquence de cette difficulté, et qui cessent aussitôt l'écoulement du sang menstruel, se calment encore assez facilement au moyen de lavements laudanisés, de cataplasmes émollients et calmants placés sur le bas-ventre, de quelques infusions de tilleul, trois ou quatre par jour avec 1 gr. de bromure de potassium. Pareillement, une infusion d'armoise avec l'acétate d'ammoniaque ou esprit de Mindérérus, produit un bon résultat. On peut encore les prévenir au moyen de bains de vapeur à l'armoise, pris le soir en se couchant, pendant une huitaine de jours avant l'époque présumée. Quant à la cause même, il faut la chercher et la combattre directement dans l'intervalle des périodes.

Dyspepsie. — Difficulté de la digestion par suite du non ou mauvais fonctionnement d'une partie de l'appareil digestif, ou encore par suite du peu de digestibilité des aliments, car il arrive souvent que tel ou tel aliment digère fort bien, tandis que tel ou tel autre ne digère pas du tout ou digère fort mal.

Chomel distingue la dyspepsie habituelle ou flatulente, névralgique, acide, alcaline, et la dyspepsie des liquides.

Dyspepsie flatulente. — Elle a pour caractère particulier la production d'une surabondance de gaz

qui encombre les organes digestifs ; elle se combat
par les absorbants et les réfrigérants, l'exercice, etc.

Dyspepsie névralgique. — C'est une névrose
à laquelle on oppose les narcotiques, surtout l'opium,
pris peu de temps avant le repas si les douleurs sont
stomacales, et quelques heures avant si elles sont
intestinales.

Dyspepsie acide et alcaline. — Dans la dyspepsie acide, la salive, et aussi l'haleine, d'alcaline
qu'elle est chez l'homme bien portant, devient acide
au lieu de rester alcaline ; le malade éprouve de
l'éloignement pour tout ce qui est acide et en particulier pour le sucre. On la combat par l'abstention de
toutes les choses acides ou susceptibles de se changer
en acides, et par l'emploi des substances alcalines.

Il va sans dire que la dyspepsie alcaline est l'opposé et qu'on lui oppose pareillement tout l'opposé, et
notamment l'acide chlorhydrique en solution faible.

Dans la dyspepsie des liquides, l'estomac, qui digère les substances solides, ne digère pas ou digère
mal les liquides, qui y séjournent en assez grande
quantité pour y produire, même très longtemps après
les repas, ce bruit qui est le signe caractéristique de
la maladie. Il faut s'abstenir de liquides aussi complètement que possible.

Bien souvent la dyspepsie a pour cause l'atonie tant
de l'estomac que du canal intestinal. On la combat par
quelque excitant, comme cannelle, anis, camomille, ou
des amers, absinthe, germandrée, petit-chêne, gouttes
amères de Baumé, quassia, quinquina, gentiane, etc.
Une infusion de camomille ou de feuilles d'oranger, des
pastilles de Vichy à la menthe, un peu d'alcool après un
repas, sont autant de moyens faciles pour prévenir ou
diminuer le mal en aidant puissamment la digestion.

7*

E

Eau. — L'eau est un agent thérapeutique qui rend d'innombrables services. On l'emploie soit froide ou glacée, soit tiède ou chaude, soit en vapeur.

Il est bon et même nécessaire d'établir une distinction entre les eaux, suivant qu'elles sont eaux de pluie, de source, de rivière, de canaux, de lacs, de marais, de mer; car elles renferment, à différents degrés, de l'air, des sels chimiques, des matières végétales, animales, des gaz, etc.

Sans parler des eaux minérales naturelles, qui s'adaptent à une quantité de maladies, les eaux médicamenteuses sont aussi très nombreuses et très variées. Nous dirons un mot seulement des principales.

Eau antidartreuse : Borate de soude 5 gr., acétate de potasse 5 gr. ; nitrate de potasse 5 gr., glycérine 50 gr., eau 50. Mettre dans un litre d'eau à employer en compresses, lotions, contre dartres et vives démangeaisons.

Eau blanche, ou de Goulard, ou végéto-minérale : sous-acétate de plomb liquide ou extrait de Saturne 20 gr., alcool à 60° 80 gr., eau ordinaire 900 gr.; astringent résolutif, en compresses, fomentation dans les entorses, contusions, ecchymoses, et en collyre.

Eau céleste : liquide bleu obtenu en versant 32 gr. d'ammoniaque liquide dans 128 gr. d'eau distillée tenant en dissolution 0,20 centigr. de sulfate de cuivre; c'est un collyre excitant résolutif.

Eau cicatrisante et désinfectante : acide phénique 4 gr., glycérine 50 gr., alcool 50 gr. pour un litre d'eau. Après avoir lavé la plaie à l'eau tiède, on la recouvre d'une compresse trempée dans ce liquide, et on renouvelle plus ou moins souvent, selon que la suppuration est plus ou moins abondante et que la mauvaise odeur se reproduit plus ou moins vite. Elle peut se remplacer par le coaltar ou le remplacer.

Eau de boule. V. Boule de Mars.

Eau de goudron. Elle rend beaucoup de services dans les maladies des poumons avec abondance de crachats et dans les maladies des voies urinaires, quand l'urine est glaireuse ; et même comme simple boisson hygiénique, particulièrement pendant les grandes chaleurs. Elle se prépare aisément en mélangeant le goudron de Norvège avec la poudre d'un charbon quelconque, ou encore avec de la sciure de bois de pin ; après quoi on en met une ou deux cuillerées dans un litre d'eau qu'on agite à plusieurs reprises et qu'on passe dans un linge avant de s'en servir. Elle se boit froide, seule ou mélangée au vin, soit à jeun, soit pendant les repas.

Eau de Rabel : Mélange de 3 parties d'alcool à 85° centés. et 1 partie d'acide sulfurique à 66° B : excitante, tonique et astringente ; depuis quelques gouttes jusqu'à 2 grammes dans une boisson mucilagineuse. Pure, c'est un styptique très énergique qu'on peut employer pour arrêter les hémorragies.

Eau-de-vie allemande : C'est une bonne et forte purgation à la dose de 15 à 25 gr., avec autant de sirop, surtout dans les épanchements pleurotiques, les obstructions des viscères et les hydropisies.

Eau ferrée : On l'obtient en plongeant dans l'eau à plusieurs reprises un morceau de fer rougi au feu, ou encore en laissant séjourner dans l'eau des clous rouillés. Et pour obtenir plus rapidement des clous rouillés, on peut les arroser de vinaigre et les laisser à l'air. Elle est employée comme boisson tonique, pure ou mélangée au vin.

Une autre manière encore de la préparer consiste à faire dissoudre 0,02 ou 0,03 centigr. de sulfate ferreux cristallisé ou 1 gr. de tartrate de potasse et de fer dans un litre d'eau. On en boit avec le vin en mangeant : c'est une forme commode et économique d'administrer le fer. (V. Boule de Mars.)

Eau panée : Pain 60 gr., eau bouillante un litre; faire infuser pendant une heure : émollient légèrement nutritif.

Eau sédative : Ammoniaque liquide 60 gr., alcool camphré 10 gr., sel 60 gr., eau 900 gr. : faire dissoudre le sel dans l'eau, ajouter l'alcool, puis l'ammoniaque. C'est une des formules ordinaires de l'eau sédative; on peut ajouter ou diminuer l'ammoniaque et par là même la rendre plus ou moins forte. L'eau sédative est très employée comme résolutive excitante, révulsive et dérivative sur les contusions, les piqûres d'insectes ou de reptiles. Elle peut se donner aussi à l'intérieur, étendue d'eau, comme stimulante, antiputride et fortifiante.

Embarras. — Ce terme, désignant un arrêt dans la circulation des liquides ou des matières organiques, est souvent synonyme d'engorgement, obstruction.

Embarras gastrique. — Trouble de la digestion, soit stomacale, soit intestinale, caractérisé par une bouche très amère, haleine quelquefois fétide, langue couverte d'un enduit verdâtre ou blanchâtre, perte de l'appétit, éructations, flatuosités, vomissements, céphalalgie, etc.

La diète et des boissons délayantes ou acidulées suffisent dans un grand nombre de cas. Mais le meilleur moyen est encore ou un vomitif (poudre d'ipéca, 1 gr. dans de l'eau tiède en trois fois), ou, surtout s'il y a embarras intestinal, un éméto-cathartique (0,10 centigr. d'émétique avec 20 gr. de sulfate de soude dans du bouillon aux herbes). Après quoi, il convient de laisser reposer l'estomac.

Embolie. — On nomme ainsi les accidents résultant du déplacement de caillots sanguins dans les artères et les veines, qui se trouvent ainsi obstruées dans un point de leur cours. Au cerveau, elle peut donner lieu à l'apoplexie ; aux extrémités, elle peut causer la gangrène ou mortification de la partie du membre où la circulation n'a plus lieu.

Emétique ou tartre stibié. — Très employé comme vomitif, purgatif et contro-stimulant. Comme vomitif, si on connaît sûrement la dose nécessaire pour produire l'effet voulu, on la prend en une seule fois ; si on ne la connaît pas, on fait dissoudre 0,10 centigr. dans trois verres d'eau qu'on prend en trois fois, à demi-heure d'intervalle, sauf à ne pas prendre la troisième fois si ce n'est pas nécessaire. On y ajoute volontiers 0,50 centigr. ou 1 gr. d'ipéca. S'il survenait, par l'emploi de l'émétique, des vomissements surabondants, on les calmerait au moyen d'un peu d'opium en potion ou en lavement.

Dès que l'effet du vomitif commence à se produire, il est bon de boire de l'eau tiède légèrement sucrée ou une infusion de camomille en grande quantité, pour favoriser le vomissement et rendre moins pénibles les efforts de l'estomac. Il n'est pas absolument nécessaire qu'un vomitif soit pris le matin à jeun ; il suffit que l'estomac n'ait pas reçu d'aliments depuis cinq ou six heures. Quand l'effet est terminé, on peut prendre une infusion légère de thé ou de feuilles d'oranger, ou un peu de bouillon pour remettre l'estomac.

Comme purgatif, la dose est de 0,05 à 0,10 centigr. dans un litre d'eau à prendre par verrées toutes les heures jusqu'à effet suffisant. On l'emploie ainsi quand on veut opérer une dérivation sur la membrane muqueuse intestinale.

Comme contro-stimulant : dans certaines phlegmasies, pneumonie ou pleuro-pneumonie par exemple, l'émétique, à doses répétées fréquemment de 0,30 centigr. à 3 gr. dans les vingt-quatre heures, a la propriété de déprimer et diminuer l'état morbide sans qu'il y ait vomissements ni superpurgations ; après quelques doses, les vomissements cessent et la tolérance s'établit.

On prépare aussi avec émétique 1 et axonge 3 une pommade destinée à produire une vive irritation locale, caractérisée par l'éruption de pustules volumineuses.

Eméto-cathartique. — Médicament qui détermine en même temps des vomissements et des selles. On donne le plus souvent 0,05 centigr. d'émétique et 20 gr. de sulfate de soude ou de magnésie dans 300 ou 400 gr. d'eau ou de bouillon à prendre en trois fois, à quart d'heure d'intervalle.

Emphysème du poumon. — Infiltration d'air par suite de déchirure ou de dilatation dans les vésicules pulmonaires, qui produit une oppression semblable à celle de l'asthme.

Cette maladie, plus incommode que grave, demande des précautions hygiéniques très rigoureuses ; les expectorants et les narcotiques sont très utiles.

Empoisonnement. — État morbide résultant de l'introduction dans l'économie d'une substance appelée poison, capable de détruire la santé ou la vie. Les poisons sont très nombreux ; ils sont fournis par les trois règnes de la nature. Les règnes minéral et végétal fournissent les poisons proprement dits, qui, d'après leur manière d'agir, se divisent en quatre classes : les irritants, les narcotiques, les narcotico-âcres et les septiques ; les virus et les venins viennent du règne animal.

Toutes les fois qu'une personne bien portante sera prise subitement de coliques violentes, nausées, vomissements, saveur âcre, chaleur brûlante au gosier ou à l'estomac, sueur froide, etc., à la suite d'ingestion de boissons ou d'aliments, on pourra soupçonner un empoisonnement, bien que certaines maladies simulent parfaitement les effets d'un empoisonnement.

La première indication à remplir dans un cas d'empoisonnement, c'est l'évacuation de la substance qui cause l'empoisonnement. On y pourvoit au moyen d'un vomitif et d'un purgatif.

Si on peut croire que la substance qui cause l'empoisonnement n'est pas encore complètement digérée, il faut immédiatement recourir au vomissement, et, pour cela, employer la méthode indiquée par le Dr Dehaut et qui consiste à boire abondamment, de manière à emplir l'estomac d'eau pure, tiède et laiteuse de préférence si possible, puis à introduire les doigts dans la gorge de manière à procurer ce soulèvement qui amène l'évacuation. Si on ne veut pas employer cette méthode, qui est cependant la meilleure parce qu'elle fait gagner du temps et que le temps est beaucoup en pareil cas, on donnera un vomitif (0,10 centigr. d'émétique dans un verre d'eau tiède à boire en trois ou quatre fois, à cinq minutes d'intervalle), ou bien 1 gr. d'ipéca administré de la même manière. Si les vomissements avaient lieu naturellement, on se contenterait de les faciliter au moyen de boissons tièdes en abondance.

Certains poisons ont pour effets caractéristiques d'exciter des vomissements incessants, même lorsque certainement il n'y a plus rien dans l'estomac; en pareil cas, il convient d'ingurgiter dans l'estomac une certaine quantité de boisson adoucissante, laiteuse, mucilagineuse, qu'on peut rendre calmante au moyen d'éther ou de laudanum.

On recommence le vomissement tant qu'il indique qu'il reste quelque chose du poison dans l'estomac; lorsque la substance employée pour faire vomir revient telle qu'elle a été ingérée, il faut bien en conclure qu'il ne reste plus de poison dans l'estomac et qu'il faut cesser les vomitifs. Après cela, on a recours à un purgatif pour éliminer des intestins le poison qui a été digéré; afin de ne pas perdre de temps, on prend pour purgation ce qu'on a sous la main et qui pourra produire le plus promptement l'effet voulu; si on n'avait que des pilules, il faudrait les écraser afin d'en faciliter et précipiter la digestion et l'effet. Si on avait le choix, on prendrait 0,10 centigr. d'émétique mêlé à 30 gr. de sulfate de soude ou de magnésie dans un demi-litre d'eau, afin d'obtenir un effet plus prompt et plus énergique.

Si on peut croire que le poison est complètement digéré et passé dans l'intestin, il ne faut pas perdre le temps à faire vomir inutilement, mais employer immédiatement le purgatif comme ci-dessus.

La deuxième indication à remplir consiste à neutraliser le poison ou administrer le contre-poison, qui varie selon la nature et les effets du poison lui-même.

Si on connait la substance qui a causé l'empoisonnement, on lui oppose la substance contraire ; si on ne la connait pas, il faut avoir soin de mettre de côté toutes les matières rendues par la personne empoisonnée ; leur examen pourra être très utile au médecin ou à la justice.

Il arrive volontiers que, tout en connaissant le poison, on n'en connait pas l'antidote ou encore on ne l'a pas sous la main. Alors, on agira toujours utilement en donnant de l'eau albumineuse (2 à 4 blancs d'œufs dans un litre d'eau tiède ou coupée avec du lait). On peut encore donner de la magnésie, une grande cuillerée délayée dans un litre d'eau. On peut aussi faire bouillir une cuillerée à café d'amidon dans un litre d'eau.

Emménagogues. — Médicaments propres à rappeler l'écoulement menstruel. Les plus employés sont : le safran, l'armoise, l'arséniate d'or et l'apiol, à la dose d'une capsule matin et soir.

Emollients. — Médicaments doués de propriétés adoucissantes et relâchantes qu'on emploie à l'intérieur en boissons et à l'extérieur en cataplasmes, compresses, lotions, fomentations, etc. Ils se préparent en décoction ou infusion ; les principaux sont : la mauve, guimauve, lin, son de blé, bouillon blanc, pas-d'âne, séneçon, pariétaire, les fécules.

Engelures. — Gonflement inflammatoire du tissu cellulaire siégeant aux mains et aux pieds principalement, sous l'influence du froid et des brusques variations atmosphériques, surtout chez les enfants ainsi que chez les personnes faibles et lymphatiques.

Cette tuméfaction avec coloration de la peau en rouge ou bleu n'est quelquefois que superficielle, avec prurit incommode lorsque les parties malades sont exposées à la chaleur; mais quelquefois aussi elle est considérable et avec ulcération plus ou moins profonde et douloureuse. Cet état de choses, qui commence ordinairement avec l'hiver, ne cesse guère qu'avec le printemps.

Le meilleur moyen d'éviter les engelures serait de purifier et fortifier le sang par la méthode Dehaut, par exemple, ainsi que d'éviter le froid. On conseille également de raffermir la peau et de l'endurcir dès le début de l'hiver au moyen de frictions à l'eau-de-vie camphrée, eau alunée, eau de Cologne, vin aromatique ou encore des lotions à l'eau-de-vie camphrée et l'eau blanche en mélange; un liniment composé d'alun, blanc d'œuf, eau-de-vie camphrée, baume de Fioraventi; — des bains ainsi préparés : écorce de chêne, 50 gr., eau ou vin rouge, 50 gr., faire bouillir et réduire aux trois quarts et ajouter alun 5 gr.; un bain deux fois par jour. Des bains de feuilles de noyer seraient également utiles.

Si malgré ces moyens les engelures se déclarent, on les pansera matin et soir avec une pommade camphrée à laquelle on ajoutera quelques gouttes, 15 à 20, d'extrait de Saturne. On peut aussi employer le mélange suivant : perchlorure de fer 5 grammes, glycérine 50 grammes, alcool camphré 10 grammes, en frictions prolongées matin et soir.

Lorsque les engelures sont ulcérées, on applique des émollients et des calmants comme topiques, pommades, cérats, onguents, ainsi que l'eau de Goulard et les antiseptiques. On peut encore utiliser le procédé suivant : glycérine pure 50, amidon 5, tannin 1 : délayer le tannin et l'amidon dans la glycérine, chauffer sur un feu doux en remuant jusqu'à apparence de gelée ; on peut y ajouter un peu de coaltar, en application recouverte d'un linge doux.

Entérite. — Phlegmasie de la muqueuse du canal intestinal. C'est une maladie grave et fréquente. Outre les causes externes comme coups et blessures, ses principales causes sont : l'action de substances âcres et vénéneuses, l'abus des purgatifs drastiques ainsi que des boissons alcooliques, les écarts de régime et les aliments de mauvaise qualité.

L'entérite aiguë est caractérisée par des douleurs de ventre concentrées surtout au niveau de l'ombilic, s'irradiant dans tout le ventre et augmentant à la pression, des évacuations alvines liquides, jaunâtres, muqueuses ou bilieuses accompagnées d'un sentiment de cuisson et de brûlure à l'anus ; souvent il y a fièvre, mal de tête, vomissements. Elle demande un traitement antiphlogistique, des cataplasmes, fomentations, lavements émollients ; une diète absolue, des boissons douces mucilagineuses. S'il y a douleur, on la calme par le laudanum sur les cataplasmes ou dans les lavements. Si malgré cela il survient du délire, des accidents nerveux, il faut appliquer de la glace sur la tête et recourir aux révulsifs énergiques. Lorsque la fièvre et les évacuations diminuent, il faut modérer les débilitants et les remplacer par des émulsions nutritives, la panade, le gruau, puis les aliments farineux ; n'employer le bouillon gras et la viande que quand tous les accidents ont cessé.

L'entérite chronique succède souvent à la précédente : les douleurs et la diarrhée en sont aussi les principaux caractères ; le malade a la peau et les mains sèches, il est sans appétit et maigrit ; les selles sont séreuses ou muqueuses, parfois mêlées de pus. La guérison est longue à obtenir ; souvent la maladie amène le marasme et la mort.

Dans l'entérite chronique le régime est le principal traitement. La diète n'est pas nécessaire, elle serait même quelquefois intempestive : mais il importe beaucoup de choisir ses aliments parmi ceux qui sont doux et nourrissent bien sous un petit volume, comme œufs frais, panades, crèmes de riz, fécules, potages ; le vin de Bordeaux étendu d'eau pourra être permis aux repas qui seront peu copieux. On emploiera pour combattre la diarrhée des tisanes amères astringentes, en y ajoutant un peu d'opium ; le sous-nitrate de bismuth produira aussi un bon effet.

Entérite des enfants. — Elle se manifeste par des coliques, le ballonnement du ventre, une diarrhée abondante avec selles verdâtres mêlées, chez les nourrissons, de grumeaux blancs de caseum. Il y a fièvre, abattement, amaigrissement rapide et danger de mort. Elle est ordinairement la suite d'un mauvais régime, comme allaitement trop répété, mauvais lait, usage prématuré d'aliments solides. La première chose à faire est de supprimer la cause si on la connait et de donner un léger laxatif qui débarrassera le canal intestinal ; ensuite appliquer des cataplasmes ou fomentations émollientes et calmantes, eau albumineuse, un blanc d'œuf pour un verre d'eau sucrée ; potion à l'acide lactique. Si l'enfant n'était pas encore sevré, donner le sein moins souvent. Si l'entérite persiste, il faut insister sur le phosphate de chaux ou le sous-nitrate de bismuth, 0,15 à 0,25 centigrammes par jour, l'eau albumi -

neuse, le sirop de quinquina, etc. — Le Dr Dupasquier
recommande les formules suivantes : Pour un en-
fant de 10 à 15 mois : Acide lactique 30 gouttes,
sirop de fleurs d'oranger 30 grammes, eau filtrée
70 grammes, dont on donne une cuillerée à café
toutes les heures en alternant avec l'eau albumineuse. Pour un enfant de 2 à 4 ans : Phosphate de
chaux 5 grammes, eau gommeuse 100, sirop de coings
50, sirop diacode 15, dont on donne une cuillerée
toutes les deux heures.

Entorse. — On appelle entorse un mouvement
violent et forcé d'une articulation produisant des
tiraillements, quelquefois même des déchirures des
ligaments articulaires mais sans déplacement des
os. On les rencontre surtout au pied, genou, pouce,
poignet, coude. Leur cause la plus ordinaire est un
faux pas, un saut, une chute. Les symptômes varient
selon la gravité de la lésion : il y a une vive douleur
au moment de l'accident, elle est due au tiraillement
violent que subissent les ligaments articulaires; puis
survient du gonflement, une ecchymose et une difficulté plus ou moins grande dans le maniement de
l'articulation lésée.

L'entorse légère guérit facilement, elle demande
seulement du repos et quelques soins, mais celle qui
est forte exige un certain temps et demande à ne
pas être négligée, car elle pourrait donner occasion
à une tumeur blanche, surtout chez les sujets scrofuleux et lymphatiques. Tout après l'accident, il est
bon de plonger, si possible, l'articulation lésée dans
l'eau froide pendant 4 ou 5 heures; si l'eau s'échauffe,
on la refroidit. En général, quand on est dans le
bain, la douleur augmente pendant quelque temps;
mais elle ne tarde pas à diminuer insensiblement.

Si le bain local d'eau froide n'était pas possible, on se contenterait de compresses résolutives ou de cataplasmes souvent renouvelés de pulpe de pomme de terre. Il faut avoir soin, quand on a commencé à se servir d'eau froide, de ne pas cesser brusquement : on s'exposerait à voir se développer une inflammation plus vive que celle qu'on voulait éviter. On ne doit cesser ce moyen que peu à peu et quand on constate qu'en renouvelant l'eau froide moins souvent, l'articulation ne devient ni chaude ni douloureuse. Si malgré cela il survient de l'inflammation, on peut la combattre au moyen de cataplasmes émollients, ou de sangsues en plus ou moins grand nombre selon le mal, ou de compresses souvent renouvelées d'eau blanche additionnée de teinture d'arnica et d'eau-de-vie camphrée, en mélange à parties égales. On peut encore recourir aux pommades fondantes.

Épilepsie. — Appelée encore haut-mal, mal caduc, l'épilepsie est une névrose cérébrale chronique, plus ou moins périodique, sans fièvre, caractérisée par des attaques convulsives générales ou partielles, quelquefois subites, quelquefois annoncées par une sensation particulière, *aura epileptica*, de froid ou de chaud, la même pour le même individu, différente pour chacun en particulier, avec écume à la bouche et souvent cri caractéristique dû au spasme des muscles du larynx, privation de connaissance et de sensibilité, le tout suivi d'un sommeil stertoreux, puis abattement et retour à l'état normal sans souvenir de ce qui s'est passé. Cette terrible maladie présente d'autant moins de chances de guérison qu'elle est plus ancienne et que les attaques sont plus fréquentes et plus fortes.

Au commencement de l'attaque, il faut faire en sorte que le malade soit placé de manière à ne pouvoir se blesser ; lui faire des lotions fraiches sur la face, appliquer des sinapismes aux membres inférieurs et faire respirer de l'éther. Dans les intervalles il faut recourir au bromure de potassium qu'on peut combiner avec la méthode purgative du Dr Dehaut, qui en purifiant toute l'économie lui permettra d'exercer toute son énergie tonique et antispasmodique. Pour des enfants au-dessous de 10 ans, on donne, soir et matin, un gramme de bromure dans une infusion de feuilles d'oranger ou mieux de valériane. Si la maladie était très forte, on ferait prendre un troisième gramme au milieu de la journée.

Pour les autres malades, on peut, dès le début, donner deux grammes à la fois soir et matin, et un peu plus tard on donnera également deux grammes au milieu du jour. Autant que possible il ne faut pas dépasser la dose de six grammes par jour ; cependant on pourrait la porter jusqu'à huit ou dix grammes si c'était nécessaire pour obtenir l'effet désiré, et si on n'était empêché par le bromisme, c'est-à-dire sécheresse de la gorge, larmoiement, production de la roséole ou de l'acné, augmentation de l'appétit, hébétude, somnolence, etc.

Il n'est pas rare que ce traitement amène une amélioration ; les malades se sentent mieux, partant les crises s'éloignent, sont moins fortes et produisent moins d'abattement. Mais il ne faut pas oublier que le traitement doit être continué fort longtemps et que c'est seulement quand il s'est écoulé 5 ou 6 mois sans crises qu'on peut diminuer lentement et progressivement la dose de bromure. Et encore à la moindre menace de récidive, il faut immédiatement y recourir : et c'est pendant plusieurs années qu'on y est exposé.

On vante également contre l'épilepsie l'oxyde de zinc, 50 centigrammes à 1 gramme matin et soir, les dragées antinerveuses du Dr Gelineau et le bromure d'or à la dose de 4 à 10 milligrammes par jour.

Epistaxis. — Hémorragie nasale. Elle peut être active ou passive, essentielle ou symptomatique, critique ou supplémentaire, suivant l'état dans lequel se trouve l'organisme. Si elle est active, due à un état de pléthore générale ou à une maladie de cœur, elle soulage et devient son propre remède, à condition pourtant qu'elle soit modérée. Si elle est passive ou liée à un état atonique général, elle augmente la faiblesse et devient sa propre cause. Au début d'une maladie fébrile, elle signifie assez souvent que celle-ci sera grave ; pendant le cours d'une affection aiguë, elle fournit un pronostic favorable.

Souvent il suffit pour l'arrêter de placer le malade dans un lieu bien frais, lui appliquer sur le front ou entre les épaules des compresses d'eau froide, lui faire tenir élevé le bras correspondant au côté de la narine d'où le sang s'écoule.

Si ces moyens sont insuffisants, on fait priser de la poudre d'alun ou de tannin, on fait renifler une solution de perchlorure de fer, 1 pour 4 d'eau ; on en fait également boire 20 gouttes pour un verre d'eau sucrée à prendre en plusieurs fois ; on emploie les révulsifs aux poignets et aux pieds ; enfin on en vient au tamponnement ou bourrelet de charpie ou d'amadou ou d'ouate enduits de poudre d'acide tannique ou d'alun ou imbibés de solution de perchlorure de fer avec lequel on bouche la narine ; le sang ainsi emprisonné se coagule et les caillots obturent les vaisseaux béants ; il faut se garder de les enlever trop tôt.

Un moyen qui réussit bien souvent consiste à appliquer sous la langue un simple morceau de papier écolier. Il va sans dire que quand l'anémie est la cause de l'épistaxis, c'est l'anémie qu'il faut traiter ; et en pareil cas le quinquina en poudre, à la dose de 2 à 4 grammes par jour en plusieurs fois, réussit presque invariablement.

Erysipèle. — Inflammation généralement superficielle de la peau avec tension et tumeur de la partie affectée, fièvre, douleur plus ou moins forte, rougeur vive, luisante, ne disparaissant sous la pression du doigt que pour reparaître immédiatement : c'est là l'érysipèle simple. La partie affectée est souvent parsemée de petites élevures qui se changent bientôt en vésicules qui tombent, en se desséchant, sous forme d'écailles furfuracées : c'est l'érysipèle bouclé. L'érysipèle reste ordinairement borné à l'endroit où il débute : c'est l'érysipèle fixe. Quelquefois il s'étend de proche en proche : c'est l'érysipèle ambulant ou erratique, qui peut être considéré comme une éruption d'érysipèles successifs. Il arrive quelquefois qu'il quitte brusquement sa place pour se porter sur une autre : c'est l'érysipèle métastatique. Souvent aussi il y a inflammation du tissu lamineux sous-cutané : c'est l'érysipèle phlegmoneux. D'autres fois il se manifeste à la suite d'une plaie, d'une blessure ou d'une opération qu'il complique toujours désavantageusement : c'est l'érysipèle traumatique. Chez les individus dont la constitution est profondément détériorée, l'érysipèle peut être de nature gangréneuse ; il en est de même de celui qui se déclare sur la peau très distendue des hydropiques, comme aussi chez les enfants à la mamelle et qui est toujours d'un pronostic défavorable.

L'érysipèle, surtout s'il est fréquent, et certaines personnes y sont très sujettes, est toujours l'indice de quelque vice du sang qu'il est bon de faire disparaître au moyen de la méthode dépurative.

L'érysipèle simple est une affection à peu près insignifiante ; celui de la face et surtout celui du cuir chevelu sont graves tant par l'intensité des douleurs qu'ils causent que par la fièvre et le délire qui peuvent les accompagner. Ils peuvent se compliquer de méningite et sont alors mortels. Il en est de même du métastatique lorsqu'il se porte sur un organe important, le cerveau par exemple. L'érysipèle phlegmoneux est dangereux parce qu'il peut se compliquer d'infection purulente.

Il est toujours bon, au début d'un érysipèle, de recourir à un vomitif ou purgatif salin, en raison de l'état saburral des voies digestives qui accompagne volontiers cette affection. Il est également de la plus haute importance de soustraire un érysipèle aussi parfaitement que possible à l'action de l'air. Lorsque l'érysipèle occupe une partie qu'il serait difficile ou même impossible de soustraire à l'action de l'air, on conseille de graisser d'axonge ou glycérine phéniquée au besoin, ou additionnée de coaltar, la partie occupée par l'érysipèle, puis de saupoudrer de simple farine ou amidon la partie ainsi préparée.

L'érysipèle simple cède ordinairement à un vomitif ou purgatif avec boissons délayantes. En même temps (et il en est de même pour tous les érysipèles) on applique sur la partie malade des compresses de décoction de réséda sauvage à laquelle on ajoutera avantageusement du coaltar ou de l'acide phénique.

Si on voulait calmer la douleur, on ajouterait aussi du laudanum. On peut aussi employer utilement la vaseline additionnée d'acide salicylique ou borique au dixième.

Dans l'érysipèle de la face, on prescrit en outre des révulsifs aux extrémités et des lavements laxatifs. Si la rougeur s'étend du côté du cuir chevelu et menace de l'envahir, il faut s'y opposer aussi énergiquement que possible par des applications de collodion et des compresses de coaltar pour lui barrer le passage.

Dans le cas de métastase, il faut chercher à le rappeler à l'endroit où il se trouvait ; des sinapismes, un vésicatoire, des bains chauds et aussi une infusion diaphorétique à l'acétate d'ammoniaque peuvent procurer l'effet désiré.

L'érysipèle phlegmoneux se combat par des cataplasmes émollients, réséda sauvage, guimauve, sureau, etc., qu'on peut rendre calmants pour adoucir la douleur.

Essence de térébenthine. — A l'intérieur elle s'emploie avantageusement, dit le Dr Dehaut, dans les maladies chroniques de la vessie, dans les coliques hépatiques et principalement dans les névralgies. Dans une potion, elle est désagréable à prendre, mais si on veut se servir des perles du Dr Clertan il n'y a plus aucune difficulté : on peut prendre deux ou trois perles à la fois et renouveler cette prise trois ou quatre fois dans les 24 heures. Associée au double de son poids d'éther sulfurique, elle forme ce qu'on appelle le remède de Durande qu'on fait prendre contre les coliques hépatiques et qui est assez désagréable à moins qu'on n'emploie les perles, une d'essence de térébenthine et deux d'éther du Dr Clertan. Dans les névralgies, l'essence de térébenthine agit quelquefois d'une manière aussi heureuse que rapide, et comme c'est un remède qui ne présente aucun danger, on ne risque rien d'en faire l'essai.

A l'extérieur, elle sert à préparer deux remèdes très utiles : d'abord un liniment stimulant en l'associant au double de son poids d'huile d'olives ; — ensuite un cataplasme, aussi stimulant, et dans ce cas on en verse quelques gouttes sur un cataplasme émollient prêt à être appliqué. Si on en mettait en trop grande quantité ou si le cataplasme était gardé trop longtemps, il pourrait en résulter le même effet que d'un vésicatoire et il faudrait· alors le panser de la même manière.

On peut en obtenir certainement et promptement un effet semblable à celui d'un vésicatoire, si on veut procéder comme il suit : on imbibe d'essence de térébenthine, mais de manière qu'il ne se produise pas d'écoulement, une compresse de flanelle qu'on applique sur l'endroit douloureux et qu'on recouvre avec une substance imperméable comme taffetas gommé, toile cirée, etc., mais non gutta-percha qui se dissoudrait. Tout d'abord il en résulte un abaissement de température qui est vite remplacé par une sensation de chaleur qui devient de plus en plus forte. Si on enlève la compresse au bout d'une demi-heure, on trouve la peau d'un rouge vif et sensible. Ce n'est que dans le cas où la peau est infiltrée de sérosité ou si l'application du révulsif a duré plus d'une heure qu'on trouve des traces de vésicatoire sous forme de miliaire plus ou moins confluente.

Estomac. — L'estomac est une grande poche membraneuse munie de deux ouvertures, l'une pour l'entrée des aliments, l'autre pour la sortie ; la première s'appelle orifice cardiaque et la deuxième orifice pylorique. Pour fermer l'estomac de manière à obliger les aliments à y séjourner, de même que pour l'ouvrir de manière à leur permettre d'en sortir, le pylore n'a qu'à resserrer ou relâcher ses fibres. C'est l'organe principal de la digestion. Il est sujet à un certain nombre de maladies dont les principales sont l'embarras gastrique, la dyspepsie, la gastrite, la gastralgie et le cancer ou squirrhe.

La gastrite est une inflammation de la membrane muqueuse de l'estomac ; elle peut être aiguë ou chronique. Les symptômes de la gastrite aiguë, qui est en général la suite de quelque autre affection, sont une sensation de pesanteur, de douleur même ou de cuisson qu'augmente la pression au creux de l'estomac, des troubles de la digestion, malaises, nausées, vomissements avec soif et fièvre. Ceux de la gastrite chronique qui ordinairement succède à la première ou quelquefois débute insidieusement, sont à peu près les mêmes mais moins intenses.

Le traitement de la gastrite aiguë consiste dans une diète très sévère, des boissons adoucissantes et toujours en petite quantité à la fois, comme eau de gomme albumineuse, miellée ou gazeuse, surtout opiacée pour calmer la douleur et froide pour prévenir le vomissement ; le régime sera adoucissant, maigre de préférence, lait et œufs frais, on évitera avec soin tout écart. Des infusions de saponaire, aigremoine ou millepertuis seront toujours utiles. On favorisera la digestion par la pepsine, la diastase, les pastilles de Vichy, les infusions de thé, camomille, mélisse, menthe, oranger, etc.

Dans la gastrite chronique, on combat l'élément

douleur avec les opiacés, et les vomissements au moyen de boissons gazeuses glacées en petite quantité à la fois. Si on peut soupçonner qu'il y a ulcère, les lumières d'un médecin ne seront pas de trop.

La gastralgie est une névralgie ou douleur nerveuse de l'estomac parfois très vive et très variée, d'autres fois peu vive et revenant par accès, sans fièvre et sans lésions de l'organe. C'est une affection très fréquente. Lorsqu'il s'agit d'un accès de gastralgie aiguë, la première chose à faire est de calmer la douleur : 8 ou 10 gouttes de laudanum dans un demi-verre d'eau sucrée en plusieurs fois, ou deux cuillerées de sirop de morphine en trois fois à un quart d'heure d'intervalle, ou un lavement avec 10 ou 15 gouttes de laudanum, ou une potion au chloral, ou une injection hypodermique. L'alcool de menthe, une potion éthérée, une infusion de tilleul, de camomille, à petites doses répétées, l'application de linges chauds au creux de l'estomac, des cataplasmes ou liniments calmants sont autant de moyens auxquels on peut recourir et qui ne sont pas à négliger.

Lorsque la crise est passée, il ne faut pas cesser le médicament mais seulement le diminuer, c'est-à-dire le donner à dose moindre et à intervalles plus éloignés. Dans la gastralgie chronique, le régime doit faire la plus grande part. On varie les aliments, leur température, leur mode de préparation. Eaux minérales gazeuses, pastilles de Vichy, quelquefois de légers toniques ou excitants, antispasmodiques, amers, le tout selon les symptômes constatés et l'idiosyncrasie du sujet. La magnésie, le sous-nitrate de bismuth, le charbon de Belloc sont utiles à beaucoup de personnes.

Le cancer ou squirrhe s'annonce par des malaises,

des digestions pénibles, des renvois, des douleurs à l'estomac ; puis viennent l'abattement, les vomissements et l'amaigrissement qui sont un pronostic très défavorable. Les vomissements ne sont pas réguliers ni identiques quant aux substances qui les constituent : quelquefois ce sont des aliments, d'autres fois des glaires ; à la fin ils sont noirâtres comme du café. Le traitement peut calmer les douleurs et proroger un peu l'époque de terminaison, mais non amener la guérison.

Ether sulfurique. — Stimulant diffusible, antispasmodique, anesthésique. Il réussit quelquefois contre les hernies et également contre les migraines et céphalalgies intenses, en application locale. En frictions, il dissipe les douleurs rhumatismales et névralgiques, particulièrement la migraine. On fait respirer de l'éther dans les syncopes, les spasmes, défaillances, etc. A l'intérieur on peut en donner de 10 à 15 gouttes sur du sucre ou dans une infusion de tilleul ou de feuilles d'oranger ; ou de 1 à 2 grammes dans une infusion ou potion antispasmodique.

Eucalyptus. — Antiputride utile dans la fièvre paludéenne ainsi que dans les affections chroniques des voies respiratoires : en infusion 5 à 10 grammes de feuilles par litre. Si on l'emploie en essence (eucalyptol), on peut en donner 4 à 10 gouttes par jour.

Exalgine. — Nouveau produit employé contre la douleur, agissant mieux que l'antipyrine et à doses moitié moindres. L'exalgine est encore antiseptique et antithermique. On en donne 0,40 centigrammes deux fois par jour dans une potion légèrement alcoolisée. On peut employer la formule suivante de G. Bardet : Exalgine 4 gr., kirsch 40 gr., eau sucrée 100 gr. Une à trois cuillerées par jour.

Expectorants. — Médicaments qui ont la propriété de favoriser l'expulsion des matières contenues dans les bronches. Les principaux sont : lierre terrestre, lichen, polygala, baume de Tolu, hysope, les balsamiques. Le kermès et l'ipéca sont souvent les meilleurs expectorants ; on peut les employer en pastilles et en prendre une toutes les deux ou trois heures jusqu'aux nausées : alors on augmente l'intervalle d'une ou deux heures. Les pastilles de soufre sont aussi expectorantes et souvent utiles dans les catarrhes bronchiques vieux et abondants. Il en est de même du goudron et de l'acide phénique pris à l'intérieur dans une tisane.

Extrait. — Produit qu'on obtient en traitant une substance par un dissolvant convenable et évaporant ensuite le véhicule jusqu'à ce qu'on ait un résidu mou ou solide. On prépare les extraits soit avec le suc propre des végétaux quand ils sont frais, soit avec des infusions aqueuses ou alcooliques quand la substance est sèche. Dans les deux premiers cas on les nomme extraits aqueux ; dans le troisième, extraits alcooliques.

Extrait de Saturne. — C'est une solution concentrée d'acétate de plomb avec laquelle on prépare l'eau blanche ou eau de Saturne. V. ce mot.

F

Fébrifuges. — Substances médicamenteuses qui ont la propriété d'empêcher le retour des accès de fièvres intermittentes ; on les désigne mieux sous le nom d'antipériodiques. Le quinquina et un de ses alcaloïdes, le sulfate de quinine, sont les antipériodiques par excellence; leur action est efficace contre les fièvres marécageuses à type intermittent. L'antipyrine produit aussi un bon effet. Le *Journal de médecine et de chirurgie pratique* dit : « La teinture d'iode donnée à la dose de 12 gouttes dans un demi-verre d'eau sucrée toutes les 8 heures, ne le cède en rien à la quinine dans le traitement des fièvres intermittentes. C'est la dose pour adultes. Il y a encore d'autres fébrifuges indigènes dont l'action est généralement moins sûre, mais qui ne sont pas à dédaigner pour cela : les principaux sont l'écorce d'aulne, de saule blanc, la racine de benoîte, les feuilles de houx, la petite centaurée, gentiane, absinthe, camomille, germandrée, petit-chêne, chausse-trape, etc. La pommade au calomel en frictions sous les aisselles est un bon fébrifuge pour les jeunes enfants auxquels il serait difficile d'en faire prendre un autre.

Fenouil. — Il est remarquable par l'odeur agréable particulière de ses feuilles et de ses graines : on emploie surtout ces dernières, qui ont une odeur aromatique forte et une saveur sucrée chaude, comme excitantes, carminatives, diurétiques, apéritives et emménagogues. On peut s'en servir soit en infusion aqueuse, 20 à 60 gr. par litre d'eau, soit sous forme de vin, 30 à 60 gr. pour un litre de vin. Il peut remplacer l'anis.

Fer et ferrugineux. — Etant un des éléments constitutifs du sang, le fer joue un très grand rôle dans la thérapeutique des altérations de ce liquide dont il fait la richesse en globules et en couleur. C'est parce qu'il n'existe pas dans le sang en proportion suffisante que celui-ci devient pauvre, comme, par exemple, dans l'anémie, la chlorose. etc., tandis que le sang est riche toutes les fois que le fer s'y trouve en abondance. Aussi ce n'est que par l'administration du fer au moyen de quelqu'une de ses multiples préparations qu'on peut rendre au sang la qualité qu'il a perdue et qui lui est indispensable pour le bon fonctionnement de tous les organes de l'économie.

Elles sont vraiment innombrables aujourd'hui les différentes formes sous lesquelles le fer peut se présenter pour être introduit dans l'économie; toutefois, pour ce médicament comme d'ailleurs pour beaucoup d'autres, certaines préparations produisent un meilleur effet, et cette réussite dépend pour une grande part de l'idiosyncrasie du sujet. Une manière facile et économique de se procurer et administrer le fer a été indiquée au mot *Eau ferrée*. Le fer en général est de nature à causer de la constipation; c'est pourquoi les personnes sujettes à cet inconvénient doivent choisir les préparations dans lesquelles il a été pourvu à le diminuer ou à l'annuler autant que possible. Les pilules de fer avec extrait de quinquina et rhubarbe sont de ce nombre.

Fièvre. — On appelle fièvre un trouble de la santé caractérisé par un malaise général assez souvent précédé de frissons et accompagné de douleur ou pesanteur de la tête, courbature, dégoût des aliments, soif et chaleur à la peau plus ou moins grande, accélération du pouls, etc. Tantôt cet état existe seul et sans aucune affection locale déterminée à laquelle on puisse le rattacher : c'est la fièvre proprement dite appelée encore essentielle ou primitive. Tantôt il est la suite ou le symptôme de quelque lésion locale ou maladie, comme méningite, angine, bronchite, pleurésie, pneumonie, blessures ou plaies graves, etc.: c'est la fièvre symptomatique ou secondaire. Nous ne parlerons que de la première, d'après le Dr Dupasquier qui a fort bien divisé et décrit les fièvres.

Il est démontré aujourd'hui que les fièvres essentielles sont toujours causées par quelque intoxication. Les principes toxiques naissent parfois à la surface d'une plaie : fièvre traumatique, infection putride, septicémie etc; — d'autres viennent du froid : fièvre rhumo-catarrhale; — d'autres d'un contact contagieux : diphtérie, pustule maligne; — d'autres de miasmes provenant de matières végétales ou animales en décomposition : fièvres intermittentes, paludéenne, typhoïde, choléra. On a découvert dans le sang des fiévreux des spores, vibrions, bactéries, qui semblent agir comme des ferments pour causer et développer la fièvre. C'est principalement au degré de la température, qui ne devrait pas dépasser 37°, qu'on reconnaît la gravité et le danger d'une fièvre.

Le Dr Dupasquier établit, parmi les fièvres essentielles ou primitives, les quatre divisions suivantes : 1° les fièvres continues; 2° les fièvres intermittentes;

3º les fièvres rémittentes, et 4º. les fièvres éruptives.

Fièvres continues. — Elles ne présentent pas dans leur période d'existence une rémission complète, mais elles continuent sans interruption depuis leur début jusqu'à leur terminaison avec certains redoublements. Elles comprennent la fièvre rhumo-catarrhale, la fièvre typhoïde, le typhus, la fièvre jaune et la peste.

Fièvre rhumo-catarrhale. — Elle tient à la fois des affections catarrales et de la fièvre rhumatismale. Elle débute ordinairement d'emblée par un frisson plus ou moins prononcé suivi de chaleur, fatigue, courbature, mal de tête, pouls fort, sommeil agité avec rêvasseries pénibles. Chez les enfants il y a souffrance épigastrique qui les réveille en sursaut, les fait gémir de temps en temps, surtout en toussant. Ils ont du délire, de l'agitation la nuit, sont brûlants et ont le haut du ventre tendu et douloureux.

Cette fièvre constitue un état morbide général, mais souvent il y a une décharge ou localisation de la maladie sur un organe particulier : si c'est sur un organe important comme le cerveau, le cœur, la poitrine, le cas devient plus sérieux. Elle est parfois très grave chez les vieillards ; car elle peut indiquer la complication d'une fluxion de poitrine ou d'une pleurésie.

Lorsque la fièvre n'est pas forte et que la température ne monte pas à 39º, il suffit de provoquer et entretenir une douce moiteur par le repos au lit ainsi que quelques infusions de bourrache ou de tilleul ; mais si la fièvre est forte et la température à 39º, il faut amoindrir la combustion par des infusions de plantes fébrifuges et en donnant deux à trois granules de digitaline avec 4 ou 5 granules d'aconitine à 1 milligramme espacés dans la journée. On répète le lendemain s'il y a lieu.

Ce simple traitement suffit quand il n'y a pas de localisation ; mais s'il survient des symptômes de bronchite, pneumonie, rhumatisme articulaire, on recourt au traitement de ces maladies. S'il y a menaces de transport au cerveau, on met des sangsues aux chevilles, des vésicatoires entre les épaules, et on donne comme dérivatif intestinal 60 centigr. de calomel.

S'il y a adynamie, c'est-à-dire affaiblissement, affaissement, on donne des toniques : quinquina, café, bouillon. Enfin si la maladie présente un caractère pernicieux ou rémittent, on donne du sulfate de quinine, trois cachets de chacun 25 centigr. dans la journée. Faire attention au cœur.

Fièvre typhoïde (putride, adynamique, maligne, muqueuse, ataxique). — Si elle ne se déclare pas subitement, elle a pour symptômes précurseurs de l'abattement, de la lassitude, des étourdissements, un sommeil agité. On distingue trois périodes :

Première période. — Cette fièvre débute ordinairement par des frissons plus ou moins prononcés : mal de tête, courbature, manque d'appétit, soif, saignement de nez ; le ventre se ballonne et on produit facilement des gargouillements à la fosse iliaque droite ; il y a des selles diarrhéiques fétides ; la face exprime l'abattement, la stupeur ; il y a bourdonnements d'oreille, somnolence, rêvasseries fatigantes. Du 6e au 12e jour, apparaissent sur l'abdomen et la poitrine des taches lenticulaires qui disparaissent sous la pression du doigt. Le pouls est

fréquent et monte jusqu'à 100 et 120. La température oscille entre 39 et 40°. Dès le début on donne
60 centigr. de calomel dans du miel, puis tous les
2 ou 3 jours, suivant l'effet, un verre d'eau de sedlitz
ou 10 gr. de sulfate de soude dans un verre d'eau.
Si le pouls est fort et la chaleur élevée, on donne
3 fois par jour 50 centigr. de sulfate de quinine
et un granule d'aconitine toutes les deux heures.
Répéter deux ou trois jours de suite, puis cesser
pour y revenir plus tard s'il y a lieu. A partir du
8e jour, on donnera trois fois par jour une demi-
cuillerée ou une cuillerée, dans un verre d'eau sucrée,
du mélange suivant : charbon végétal pulvérisé,
100 gr. ; naphtaline pulvérisée, 4 gr. Les boissons seront tempérantes, fébrifuges et froides, à petite dose
à la fois et souvent répétées; diète les premiers jours,
mais bientôt remplacée par un peu de bouillon ou
de tapioca. Tous les jours on donnera un lavement
antiseptique.

Deuxième période. — Tous les symptômes s'aggravent, la prostration est profonde, il y a soubresaut
des tendons et mouvements des mains qui semblent
chercher ou saisir quelque chose; la langue est collante ou sèche et fendillée, recouverte d'un enduit
grisâtre qui s'étend aux dents et aux gencives (fuliginosités). Le pouls toujours fréquent devient faible
et déprimé, les selles sont souvent involontaires,
parfois très fétides; la météorisation du ventre est
plus considérable; il y a ulcération des intestins ;
les poumons, le foie, la rate sont altérés et causent
l'amaigrissement et l'abattement des malades.

Il faut soutenir et réconforter le malade au moyen
de quinquina, vin vieux, potages, œufs frais crus;
on fera prendre en même temps du charbon pulvé-

risé mélangé de rhubarbe : le malade devra être entouré de tous les soins hygiéniques possibles, surtout bon air et propreté. Lotionner le ventre plusieurs fois par jour avec une éponge imbibée du mélange suivant : acide borique, 20 gr.; eau bouillante, 300 gr.; phénol Bobœuf, 30 gr. ; laisser refroidir pour faire les lotions. On peut aussi donner deux lavements par jour de ce mélange à la dose de deux cuillerées pour deux verres d'eau. Si la poitrine s'engoue, s'il y a toux et râles, tenir de temps en temps le malade assis sur son lit et lui faire prendre de l'ipéca à petites doses, 8 à 10 pastilles par jour : on appliquera un vésicatoire s'il le faut. La convalescence doit être surveillée de près, et il faut graduer l'alimentation avec soin.

On a beaucoup vanté le traitement par les bains froids et les affusions froides. Sans en contester l'avantage, on peut affirmer qu'il serait au moins imprudent de l'appliquer indistinctement à tous les malades.

Troisième période. — C'est la période de la mort ; elle est caractérisée par le facies hippocratique, un pouls très petit, filiforme, et un état comateux suivi de la mort.

Formes de la fièvre typhoïde. — Elle se présente sous diverses formes distinguées par la prédominance de certains symptômes. Il y a la forme inflammatoire, bilieuse, muqueuse, avec un état catarrhal des principales muqueuses ; la forme adynamique (la plus commune) avec son abattement profond ; et la forme ataxique avec l'agitation et les spasmes. Elle est contagieuse et parfois épidémique ; elle dure de 20 à 40 jours, la convalescence est toujours longue. Et en dernière analyse, c'est toujours une maladie grave, déjouant souvent les pronostics et pouvant devenir dangereuse, c'est-à-dire mortelle, d'un moment à l'autre.

Fièvre pestilentielle ou typhus. — Elle se développe spontanément au milieu des grands rassemblements de personnes, tels que les hôpitaux, prisons, camps, etc., sous l'influence de la misère, des fatigues excessives. Elle est contagieuse. Les symptômes sont ceux d'une fièvre typhoïde grave, avec, en plus, des exanthèmes et ecchymoses. Le traitement est à peu près le même.

II. Fièvres intermittentes. — Ces fièvres sont formées d'accès et d'intervalles de santé, c'est-à-dire qu'elles ont des symptômes qui cessent et se reproduisent alternativement pendant un temps plus ou moins long. Leur cause la plus commune est l'intoxication paludéenne; aussi elles sont endémiques, c'est-à-dire attachées à certaines conditions de localité, telles que le voisinage d'un étang, marais, eaux stagnantes. Ce poison palustre, appelé encore malaria, se dégage surtout après le coucher du soleil. Il est endémique dans la Bresse, la Sologne, les environs de Rome, quelques parties de l'Algérie, etc.

La fièvre intermittente se divise en trois ordres : 1° la simple, 2° la pernicieuse, 3° la larvée.

1° **Fièvre intermittente simple.** — Chaque accès se compose de trois stades ou périodes : 1° de froid ou concentration; 2° de chaleur ou réaction; 3° de sueur ou crise.

Stade de froid. — Le sang et les liquides sont en quelque sorte refoulés vers l'intérieur; le malade pâlit, frissonne, grelotte, ses dents claquent, le pouls est petit, serré, fréquent, il y a de l'oppression, parfois mal de tête, nausées, vomissements. Cet état peut durer de 1/4 d'heure à 1 ou 2 heures. En général, plus il est long et violent, plus aussi la réaction sera longue et intense.

Stade de chaleur. — Le froid se dissipe peu à peu et fait place à la chaleur qui est quelquefois brûlante, le visage s'anime, la peau se colore, le pouls devient fort et accéléré, la soif augmente et l'urine devient rougeâtre. Ce stade peut durer 2 ou 3 heures.

Stade de sueur. — La peau, d'abord en moiteur, se couvre bientôt d'une sueur générale, il se fait une véritable détente, les accidents se calment ; les urines laissent déposer une matière épaisse et de couleur de brique, annonçant la fin de l'accès.

La durée totale des trois stades ou d'un accès varie entre deux et dix heures.

L'époque du retour des accès constitue les différents types ou les diverses sortes de fièvres : s'il en vient un tous les jours, c'est le type quotidien (fièvre quotidienne) ; si c'est tous les deux jours, le type tierce (fièvre tierce) ; si c'est tous les trois jours, c'est le type quarte (fièvre quarte), etc.

Pendant l'accès, il faut réchauffer le malade au moyen d'infusions stimulantes, thé, café, tilleul, etc., et le couvrir suffisamment. Les infusions fébrifuges seront utiles dans l'intervalle des accès ou après le stade de froid. A la période de réaction, les infusions stimulantes seront remplacées par les fébrifuges ou par la limonade, l'eau sucrée, etc.; des sinapismes diminueront la poussée à la tête.

Après l'accès, on peut donner l'antipériodique qui doit prévenir les accès à venir. Le meilleur fébrifuge est le sulfate de quinine à la dose de 50 à 80 centigrammes, en une ou plusieurs fois, dans du café, en cachets, pilules, solutions. Lorsqu'on fait usage de quinine autrement qu'en solution, il est bon de le faire suivre de quelque potion acidulée, comme cerises, groseilles, limonade sulfurique, qui en facilitera la solution et en assurera l'effet.

Si une fièvre intermittente était accompagnée d'embarras gastrique, il y aurait lieu, avant d'administrer le quinine, de donner un éméto-cathartique qui en faciliterait l'action.

Lorsque la fièvre a cédé au quinine, il faut en continuer encore quelque temps l'administration à la dose seulement d'environ 20 centigrammes, afin de prévenir les récidives.

2° **Fièvre intermittente pernicieuse.** — Ici les accès s'accompagnent d'accidents très graves et souvent portés au point de causer la mort dans le cours de l'un des premiers accès. Ces accidents sont : tantôt un froid glacial dont le malade ne peut sortir, un frisson intense et prolongé (fièvre algide) ; tantôt une sueur si abondante qu'elle l'épuise promptement (fièvre diaphorétique) ; tantôt le danger résulte du désordre des fonctions cérébrales (fièvre comateuse, apoplectique, délirante) ou des fonctions du cœur (fièvre cardialgique syncopale).

Il faut recourir immédiatement au sulfate de quinine à haute dose : de 1 à 2 grammes en 2 ou 3 fois, suivant l'âge et le tempérament du malade.

3° **Fièvre intermittente larvée.** — C'est ainsi qu'on nomme les fièvres intermittentes qui ont une marche plus ou moins obscure, latente et insidieuse. Elles se reconnaissent surtout à la périodicité et à la facilité avec laquelle elles cèdent au sulfate de quinine. Les principales affections dont elles revêtent la forme sont : le mal de dents, d'oreilles, d'yeux, de reins, etc., revenant à la même heure, mais la plu-

part du temps sans frissons et sans sueur (fièvre névralgique).

On les traite comme les autres fièvres intermittentes.

III. **Fièvre rémittente.** — Cette fièvre participe de la fièvre continue et de la fièvre intermittente ;
elle a un mouvement fébrile continu avec des accès
en froid et en chaud, qui reviennent ordinairement
chaque jour aux mêmes heures et qu'on nomme
paroxysmes. Elle présente toutes les nuances et complications des fièvres intermittentes et se reconnait,
comme il vient d'être dit, à des phénomènes fébriles
continus avec paroxysmes intermittents.

Elle est presque toujours accompagnée d'une complication gastro-bilieuse ou inflammatoire à laquelle
on oppose déjà un vomitif ou éméto-cathartique ; puis
on recourt au sulfate de quinine qu'on donne dans la
période de rémission.

IV. **Fièvres éruptives.** — Ce sont des fièvres
primitives et contagieuses causées par un miasme
particulier, différent pour chacune d'elles, qui, absorbé
par les poumons ou par la peau, passe dans le sang
et ne tarde pas à manifester sa présence par la fièvre,
puis, 3 ou 4 jours après, par une éruption.

Les fièvres éruptives sont : la rougeole, la scarlatine, la variole. (Voir ces mots).

Lorsqu'on quitte une personne atteinte d'une de
ces fièvres, et il en est de même de toute autre affection contagieuse, il est prudent de marcher quelque
temps au grand air avant d'aller près des personnes
qui n'ont pas encore eu ces maladies, parce qu'on
peut très bien les leur transmettre ainsi. Le danger
de la contagion est plus grand à la fin de ces maladies qu'à leur début. De même, lorsqu'on doit aborder

une personne atteinte d'une affection contagieuse, il est toujours prudent de prendre les précautions nécessaires, ou au moins possibles, pour ne pas subir la contagion et contracter la même maladie; c'est ainsi qu'il est bon de n'être pas à jeun et ensuite de se munir, avant et après la visite, de quelque antiseptique, comme lavages phéniqués, fumigations de tabac, etc.

Figues. — Les figues constituent une tisane ou gargarisme très adoucissant ou émollient, en raison du sucre et du mucilage qu'elles contiennent en grande abondance. Ce sont généralement les figues sèches qu'on emploie en les faisant bouillir quelque temps, après les avoir incisées, dans de l'eau ou du lait, afin de bien développer le mucilage. Avec les dattes, jujubes et raisins, les figues font partie des quatre fruits pectoraux.

Fissure à l'anus. — Gerçure ou petite ulcération longitudinale siégeant à l'anus, dans un de ses plis, donnant un peu de suppuration et causant de vives douleurs, surtout pendant la défécation. C'est ordinairement un effet de la constipation ; aussi est-ce à elle qu'il faut d'abord remédier particulièrement au moyen de pilules laxatives au podophyllin, après quoi on emploiera de petites mèches de charpie enduites de pommade à l'extrait de ratanhia ou d'onguent de la Mère.

Fistule. — C'est une sorte de conduit qui met en communication avec le dehors un organe ou une partie interne plus ou moins éloignée de la peau. Dans un abcès profond qui est en état de suppuration et tarde à se guérir, le pus ne peut sortir que par une fistule. Pareillement, quand un os est carié, le chemin que le pus s'est frayé pour arriver à la peau et s'échapper au dehors constitue une fistule. Une fistule de ce genre ne peut se guérir, et on ne peut en entreprendre la guérison qu'autant que le mal qui lui a donné lieu est lui-même guéri. Si le fond d'une fistule se trouve situé plus bas que l'orifice, c'est-à-dire le point qui touche à la peau, la guérison est naturellement plus difficile, attendu que l'humeur ne pouvant s'échapper d'elle-même au fur et à mesure de sa production, se gâte facilement et empêche les surfaces intérieures du conduit de se ressouder.

Outre le traitement interne qui est celui des affections lymphatiques, il faut souvent faire pénétrer un peu d'eau cicatrisante (V. ce mot) jusqu'au point où se forme le pus, au moyen d'une petite seringue à canule assez fine pour que le liquide injecté en surabondance puisse ressortir aisément. Les fistules les plus connues sont : la fistule lacrymale et la fistule à l'anus, qui réclament les soins d'un médecin.

Fluxion. — Engorgement inflammatoire du tissu cellulaire des joues, qui se produit souvent à la suite d'un violent mal de dents ou d'un coup d'air froid et humide. Le mal de dents se calme ordinairement aussitôt que la fluxion est déclarée : il ne reste qu'à recouvrir la joue enflée d'un peu de pommade camphrée et calmante au besoin, sur laquelle on étend une couche d'ouate. Quelques bains de pieds révulsifs ne sont pas sans utilité. Si une rage de dents n'est pas suivie de fluxion, on peut croire qu'il s'agit d'une névralgie. Une fluxion peut se terminer et doit alors se traiter comme un abcès.

Fluxion de poitrine. — On donne ce nom tantôt à une simple pleurésie, tantôt à une pneumonie (V. ces mots).

Fluxions rheumatiques. — Le Dr Dupasquier dit : Quand un sujet rhumatisant ou arthritique éprouve un refroidissement brusque après s'être échauffé fortement par un travail fatigant, il en résulte ordinairement ce qu'on appelle un chaud-et-froid, c'est-à-dire une fluxion inflammatoire au poumon ou à la plèvre (pneumonie ou pleurésie. V. ces mots) — ou le plus souvent une fluxion rheumatique soit sur les muscles de la poitrine avec douleur et difficulté de respirer (pleurodynie), soit sur les muscles lombaires avec gêne pour se baisser et se redresser (lumbago), ou bien une localisation sur les bronches avec une toux parfois opiniâtre (bronchite arthritique), ou dans les oreilles avec plus ou moins de surdité (otite rhumatismale), ou au cerveau avec des vertiges, ou enfin une rheumatose au cœur avec gêne dans la circulation et sommeil agité (fréquente chez les arthritiques), ou sur une articulation avec douleur et fièvre, c'est le rhumatisme articulaire.

Ces fluxions rheumatismales cèdent souvent et assez facilement à la potion suivante : Teinture de semences de colchique 12 grammes, teinture de scille 8 grammes, sirop de morphine 100 grammes, sirop d'écorces d'oranges amères 40 grammes, dont on donne une cuillerée matin et soir, une demi-heure avant les repas. On cesse un jour s'il survient de la diarrhée.

Dans la pleurodynie, le lumbago et les coliques de ventre, on peut employer en même temps et avantageusement un sachet d'avoine ainsi préparé : faire chauffer de l'avoine dans une marmite en la remuant sans cesse. Quand elle est très chaude, y ajouter un verre de vinaigre, remuer encore, puis l'enfermer dans un sachet qu'on applique sur le point rhumatismal ou sur le ventre en cas de colique.

On préviendrait tous ces inconvénients si on avait la précaution de se faire suer au moyen de bourrache ou de tilleul ou d'esprit de Mindererus aussitôt qu'on constate un pareil refroidissement.

Foie. — C'est le plus volumineux et le plus lourd de tous nos viscères. Il remplit, entre autres fonctions de première importance, celle de sécréter la bile dans la proportion d'environ un litre par jour. Aussi n'est-il pas étonnant qu'il soit exposé à un certain nombre de maladies qui généralement ne sont pas du ressort de la médecine familière, c'èst-à-dire qu'elles exigent les conseils d'un médecin éclairé ; les principales sont : la congestion, l'inflammation, l'hypertrophie, l'ictère, la cirrhose et les calculs biliaires.

Congestion du foie. — Elle est caractérisée par une sensation d'embarras ou de gêne dans le côté droit et une augmentation dans le volume du foie. Un régime léger, des boissons tempérantes, l'eau de Vichy, quelques purgatifs salins, tels sont les remèdes qu'on lui oppose ordinairement.

Quelquefois elle est liée à une maladie du cœur; et alors c'est le cœur qu'il faut traiter.

Ictère ou jaunisse. — Maladie caractérisée par une coloration jaunâtre de la peau et du blanc de l'œil produite par la présence du principe colorant de la bile dans le sang. Il peut être simple ou grave.

L'ictère simple est causé par un trouble des fonctions sécrétoires de la bile (par la frayeur, la colère). On observe une coloration jaune plus ou moins foncée, des vomissements, de la constipation, les matières fécales sont décolorées, les urines jaunâtres, rougeâtres, peu abondantes. Il n'y a de fièvre que lorsqu'il existe quelque lésion de l'appareil biliaire.

Lorsque la coloration ictérique persiste au delà de six semaines, il y a lieu de craindre quelque maladie organique du foie.

L'ictère grave est ordinairement symptomatique de quelque altération du foie ; il s'accompagne d'hémorragies, ballonnement du ventre, vomissements, crampes d'estomac, pouls petit, délire, convulsions.

Dans l'ictère simple, on donne quelques purgatifs légers, des boissons délayantes ou acidulées, comme limonade, orangeade ; les diurétiques sont souvent utiles. Dans l'ictère grave, il faut employer le traitement, qui convient à la lésion du foie, chercher à régulariser les fonctions du ventre, donner souvent un purgatif léger et recourir aux toniques.

Cirrhose. — Elle est caractérisée par l'atrophie de la substance rouge du foie et l'hypertrophie de la substance jaune : il n'y a pas d'ictère, mais teinte jaunâtre particulière de la peau ; il y a hydropisie du ventre, œdème aux membres inférieurs, urines rares et rougeâtres, amaigrissements ; les diurétiques, particulièrement la digitale en poudre, les purgatifs, les eaux de Vichy et le régime lacté constituent le traitement qui la plupart du temps, dans une affection aussi grave et aussi dangereuse, reste insuffisant et incapable d'amener la guérison.

Calculs biliaires (V. ce mot).

Fomentations. — Application, sur une partie du corps, de linges imbibés d'un liquide aqueux, vineux, huileux, ayant des propriétés médicamenteuses, c'est-à-dire tenant en suspension ou en dissolution des substances émollientes, astringentes, toniques, narcotiques, antiseptiques, etc. (V. ces mots), suivant l'indication à remplir ou le but qu'on se propose. Elles peuvent s'employer chaudes, froides ou tièdes.

Quand on a recours aux fomentations chaudes, on les recouvre d'un morceau de taffetas gommé ou ciré ou d'une pièce d'ouate pour maintenir la chaleur plus longtemps.

Fondants. — Médicaments internes ou externes auxquels on attribue la propriété de résoudre les engorgements, surtout ceux qui se manifestent lentement et sans symptômes inflammatoires. Ce sont en général des stimulants qui raniment la circulation dans la partie affectée ou en changent le mode de nutrition.

Les plus employés sont, à l'intérieur, l'iode et ses composés, la teinture d'iode, l'iodure de potassium ou de sodium, et à l'extérieur, l'iodure de plomb (en pommade), l'eau blanche pure ou associée à la teinture d'arnica, l'onguent napolitain. L'iodure de potassium associé à l'extrait de ciguë est un des meilleurs résolutifs dans les engorgements ganglionnaires. La simple pommade camphrée est souvent aussi très utile dans les engorgements récents. Il en est de même du chlorhydrate d'ammoniaque.

Fracture. — Il y a fracture toutes les fois qu'il y a solution de continuité d'un ou plusieurs os à la suite d'une violence extérieure. Toute fracture devant être réduite, et cette opération n'étant pas à la portée de tout le monde, nous dirons simplement ce qu'il y a à faire en attendant la venue du médecin. La fracture peut être simple ou compliquée de plaie.

Fracture des membres inférieurs. — La première chose à faire, la fracture étant certaine, est de s'assurer s'il y a plaie ou non, et pour cela découvrir la partie blessée. S'il n'y a pas de plaie, on applique des compresses d'eau-de-vie camphrée ou d'eau blanche comme dans les contusions. S'il y a une plaie, on la lavera doucement et on la pansera avec des compresses imbibées d'eau fraiche. On évitera autant que possible de faire exécuter des mouvements aux membres blessés, surtout aux fragments. On se procurera quatre lattes ou planchettes, au moins aussi longues que le membre blessé ; on les garnira de linge afin que leur application contre la peau soit plus douce ; après quoi, soulevant doucement le membre blessé, on glissera dessous la planchette sur laquelle il doit reposer et être en quelque sorte emprisonné ; les autres seront placées tant à côté que par-dessus. Ensuite on s'occupera de placer le malade sur une civière ou un brancard, de manière à pouvoir le transporter dans sa demeure ou sur son lit. Cette manœuvre doit se faire avec les plus grandes précautions, afin d'imprimer le moins de secousse possible au membre malade. On entretiendra les compresses en attendant l'arrivée du médecin. Il peut se faire que la plaie ou fracture cause de vives souffrances ; quelquefois on peut la calmer en plaçant, si possible, la partie blessée dans un bain d'eau tiède ou en appliquant des compresses d'eau tiède ou d'eau de pavot. On peut donner également un cordial au patient.

Fraisier. — Les feuilles et les racines du fraisier sont réputées diurétiques et astringentes. On les emploie en décoction, 30 à 60 grammes par litre d'eau, dans les diarrhées chroniques, les dysenteries, les affections des voies urinaires, l'hématurie, lorsque l'irritation est calmée.

Les fraises sont rafraîchissantes et tempérantes, surtout lorsqu'on les écrase dans l'eau, qui se boit en guise de limonade. Elles conviennent aux tempéraments bilieux et sanguins, mais non aux estomacs qui digèrent difficilement.

Framboisier. — Ses fruits ont à peu près les mêmes propriétés que les fraises, si ce n'est que les framboises sont plus rafraîchissantes. Les feuilles du framboisier sont astringentes et peuvent remplacer celles de la ronce pour les gargarismes qu'on emploie dans les maux de gorge ou de gencives.

Frêne. — Il est fébrifuge et antirhumatismal, ainsi que purgatif. On emploie l'écorce, les feuilles, les semences et le suc qui en découle. L'écorce, d'une saveur amère, est fébrifuge et s'emploie soit en décoction, 20 à 50 grammes pour 1 litre d'eau, soit en poudre, 10 à 25 grammes dans du vin. Les feuilles, amères et acerbes, sont purgatives et antirhumatismales. On doit les recueillir au moment où elles laissent suinter une sorte de gomme visqueuse (en mai ou juin) et les faire sécher à l'ombre. On les fait bouillir à la dose de 30 grammes par litre d'eau pendant 1/4 d'heure. On ajoute ensuite un peu de menthe poivrée et on en boit un verre matin et soir pendant longtemps. On peut aussi les employer en fomentations contre la goutte et les rhumatismes.

Frictions. — Action de frotter la peau d'une partie quelconque du corps en exerçant une pression plus ou moins forte. C'est un moyen d'exciter les fonctions de l'organe cutané.

Les frictions sont ou sèches ou humides. Les frictions sèches stimulent la peau et l'échauffent en y faisant affluer le sang. C'est une sorte de révulsif ou de dérivatif. Elles se font avec la main nue ou à l'aide d'un gant de crin ou d'une brosse qu'on passe sur la peau avec rapidité et en pressant légèrement. Les frictions humides ont pour but de faire pénétrer au travers de la peau certains médicaments. La main enduite du médicament en question est promenée lentement et en appuyant, autant que possible sans causer de douleur sur la partie à frictionner, de manière que le massage ainsi produit active la circulation et contribue, avec le médicament (qui par là produit un meilleur effet), à faire disparaître l'engorgement. Après une friction, il est toujours bon de recouvrir la partie frictionnée d'une compresse destinée à y maintenir la chaleur.

Frisson. — Le frisson est un tremblement général plus ou moins violent avec sensation pénible de froid et claquement de dents. Si le frisson a pour cause un refroidissement ou passage subit du chaud au froid, il faut, autant que possible, se couvrir de vêtements et se livrer à quelque exercice violent qui soit capable de ramener la chaleur, ou bien il faut se coucher, se bien couvrir et boire une infusion de quelque plante aromatique, menthe, mélisse, camomille, orange ou tilleul, etc. S'il est la suite d'une vive émotion, frayeur, colère, etc., il est purement nerveux et se calme de lui-même. On peut cependant l'aider au moyen de quelque antispasmodique.

Froment. — La farine de froment est émolliente, on en fait des cataplasmes adoucissants. Le pain est employé en décoction pour préparer l'eau panée, boisson rafraîchissante et nourrissante qu'on obtient encore en mettant tremper dans l'eau une croûte de pain grillée, qu'on donne aux malades dégoûtés des autres boissons. Le son en décoction est adoucissant, émollient, rafraîchissant. On l'emploie souvent dans les catarrhes aigus, les irritations intestinales, en boissons, lavements, fomentation. Chauffé à sec, au besoin arrosé de vinaigre et appliqué en sachet, le son convient dans les douleurs rhumatismales, la pleurodynie, les coliques nerveuses, les douleurs gastralgiques, les engorgements articulaires chroniques, l'asphyxie par submersion. Ces sachets doivent être fréquemment renouvelés, afin d'entretenir la chaleur propre à atteindre le but qu'on se propose.

Fumeterre. — Amère, tonique, dépurative ; elle est douée d'une saveur amère très prononcée et qui augmente encore par la dessiccation. On l'emploie dans l'atonie générale, les obstructions, la goutte, les dartres, les scrofules. Le suc des feuilles fraîches peut remplacer celui du trèfle d'eau ou renforcer son action dans les affections scorbutiques. Les maladies chroniques de la peau sont les affections contre lesquelles elle parait agir avec le plus d'utilité. On la récolte lorsqu'elle a beaucoup de feuilles et qu'il n'y a que peu de fleurs ouvertes ; il faut la faire sécher promptement. En infusion, 8 à 15 grammes par litre d'eau ; en décoction, 6 à 12 grammes par litre d'eau. Suc exprimé, 30 à 100 grammes, seul ou mêlé au petit-lait. C'est la préparation la meilleure, la plus certaine dans ses effets.

Fumigation. — Réduction d'une substance quelconque en vapeurs qu'on dirige sur une partie du corps pour y déterminer un effet thérapeutique qui varie selon la nature de la substance elle-même. On a ainsi des fumigations émollientes, excitantes, calmantes, etc.

G

Gale. — Maladie parasitaire de la peau caractérisée par de petites vésicules dures à la base et cristallines au sommet, qui contiennent une sérosité visqueuse et purulente, ainsi que par une démangeaison que la chaleur rend plus vive encore. Elle affecte particulièrement l'intervalle des doigts, les aisselles, les aines, les jarrets. Elle est due à un animal très petit nommé acarus, qui se creuse des espèces de terriers ou de sillons dans la peau et se propage d'une personne à une autre avec une grande facilité. C'est une maladie contagieuse, mais non difficile à guérir; on y parvient au besoin en une seule séance. On commence par un nettoyage de la peau aussi parfait que possible au moyen de frictions au savon noir pratiquées pendant environ une demi-heure. Si on le peut, on prend ensuite un bain d'environ une demi-heure également, après quoi on se frotte tout le corps, la tête exceptée, avec la pommade d'Helmerich ainsi composée : carbonate de potasse, 20 grammes, qu'on fait dissoudre dans quelques gouttes d'eau et qu'on incorpore à 200 grammes d'axonge, après quoi on mélange 40 grammes de soufre en poudre. Il n'est pas absolument nécessaire, mais il n'est pas inutile non plus d'ajouter à cette pommade un peu d'huile d'amandes douces.

Ce traitement peut durer environ deux heures, et c'est le soir qui est le moment le plus convenable pour l'entreprendre. Il faut avoir soin de ne pas chercher à débarrasser la peau du soufre qui pourrait y rester attaché. Et si on ne doit pas reprendre les vêtements qu'on portait avant l'opération, il convient aussi de garder pendant quelques jours ceux qui les ont remplacés tout après et qui peuvent conserver quelques traces de pommade.

Des frictions avec un mélange à parties égales de glycérine et de pétrole ainsi que d'un peu de soufre, sont aussi fort bonnes, surtout si on a pris la précaution de préparer la peau par un bain chaud et des lotions savonneuses. Dans le cas où elle ne céderait pas, il faudrait recourir au précipité rouge, 4 grammes pour 80 d'axonge.

Tous les objets ayant servi à un galeux doivent être, si possible, plongés dans l'eau bouillante, ou exposés à des vapeurs soufrées, ou placés dans un four dont on vient de retirer le pain. Si plusieurs personnes de la même maison ont la gale, elles doivent se soigner en même temps.

Ganglions. — Appelés vulgairement et improprement glandes, les ganglions sont de petits organes mous, comparables par leur volume à celui d'un haricot, et qui sont en communication avec les vaisseaux lymphatiques. Ils existent en assez grand nombre dans l'économie, principalement au cou, aux aisselles et aux aines. C'est leur engorgement qui constitue ce qu'on appelle vulgairement des glandes, qui ne sont pas rares, surtout au cou, chez un grand nombre d'enfants mal soignés chez lesquels ces ganglions peuvent acquérir un volume considérable et finir par se résoudre en abcès froids.

Comme la plupart du temps ils sont la suite d'une constitution lymphatique ou débilitée, on les combat par les toniques et principalement par les préparations iodurées tant à l'intérieur, iodure de fer, qu'à l'extérieur, pommade iodurée. L'huile de foie de morue et en même temps un régime très nourrissant sont naturellement indiqués. La gentiane, soit sous forme de macération dans l'eau, soit sous forme de vin, ainsi que des tisanes amères, houblon, fumeterre, douce-amère, pensée sauvage, etc., sont également utiles. On a vanté aussi, et non sans raison, la pommade de la scrofulaire des bois, tubercules écrasés et associés au saindoux.

Gangrène. — Extinction ou abolition de toute action organique vitale dans une partie molle quelconque avec réaction de la puissance vitale dans les parties contiguës; c'est une mort locale ou partielle. Quand la partie gangrenée est gorgée de liquides (lesquels entrent alors en décomposition), la gangrène est appelée humide. Si, au contraire, la partie mortifiée se dessèche, c'est la gangrène sèche. Elle est encore externe ou interne, suivant qu'elle est visible ou cachée dans la profondeur des organes. La partie mortifiée se nomme escarre; c'est une simple plaque ou croûte brunâtre ou noirâtre formée par le tissu privé de vie et qui, se détachant, au moyen de cataplasmes émollients, par exemple, laisse à nu une plaie de mauvaise nature.

Les causes de la gangrène sont nombreuses et variées; elles agissent en interrompant le cours de la circulation, en désorganisant les tissus et en introduisant dans l'économie des principes délétères. Un âge très avancé, des fatigues excessives, le délabrement de la constitution, des engorgements œdémateux, sont des causes prédisposantes ; mais l'inflammation, qui agit en interrompant le cours du sang et de l'innervation, en est la principale cause.

La gangrène est toujours une affection grave, car, lorsqu'elle ne tue pas par elle-même, elle produit des plaies dont la suppuration et la cicatrisation sont environnées de nombreux accidents.

Le traitement consiste à arrêter les progrès du mal par des cataplasmes froids et arrosés d'eau phéniquée, favoriser la chute des escarres par des cataplasmes émollients phéniqués, faire cicatriser la plaie par des pansements antiseptiques. On a vanté contre la gangrène des cataplasmes d'œgopodium podagraria appliqués dès le début et fréquemment renouvelés.

Garde-malade. — Comme il y a une quantité de personnes qui, à un moment donné, peuvent être appelées à remplir l'office de gardes-malades, il ne sera pas inutile de donner ici quelques conseils généraux sur les devoirs importants qui se présentent à remplir pour une garde-malade, tant pour le corps que pour l'âme du sujet qui sera l'objet de ses soins.

Une garde-malade doit bien se persuader qu'après le médecin, c'est sur elle que repose toute la responsabilité du malade, et que bien souvent la vie même du malade dépend de la fidélité avec laquelle elle observera et exécutera les ordonnances du médecin. Elle doit donc une obéissance complète et intelligente à toutes les indications qui lui sont données. Outre cette première responsabilité qu'elle partage en quelque sorte avec le médecin, il en est une autre qui la concerne spécialement. Elle doit chercher par son calme, sa patience, son attention, sa vigilance, ses bons soins, à exercer sur le malade qui lui est confié une sorte d'influence qu'elle fera servir à son rétablissement. Elle s'appliquera à éloigner de lui tout ce qui serait à même de l'incommoder, l'ennuyer, le fatiguer ; au contraire elle lui procurera ce qui sera de nature à lui être agréable ou lui faire du bien tant au moral qu'au physique. Elle veillera à ce que règnent toujours et partout une propreté parfaite et ce bon air qui sont si avantageux pour les malades.

Si la maladie inspirait des inquiétudes et faisait craindre l'opposé du retour à la santé, une garde-malade ne doit pas oublier que c'est un chrétien qu'elle soigne et qu'il est de son devoir de faire tout son possible pour le préparer et disposer à finir en chrétien, d'autant plus qu'il n'y a personne qui soit à même, mieux qu'elle, de pouvoir le faire. Il n'est pas possible qu'il ne se présente pas, à chaque instant, une occasion favorable pour cela. Une garde-malade qui aura rempli consciencieusement la première partie de son office aura à cœur de remplir aussi cette deuxième, à laquelle le bon ordre demanderait qu'on assigne le premier rang.

Gargarisme. — On donne ce nom à un mélange liquide destiné à être mis en contact avec la muqueuse de la bouche ou de la gorge, puis à être rejeté, sans en rien avaler, après l'avoir agité par la contraction des muscles des joues et l'action de l'air qu'on chasse de la poitrine. Un gargarisme peut être émollient, astringent, calmant, détersif, etc., suivant les différentes substances médicamenteuses qui entrent dans sa composition et qui varient avec le résultat qu'on se propose d'en obtenir.

Gencives. — Elles peuvent être le siège de nombreuses maladies, dont quelques-unes peuvent avoir pour cause le tartre des dents, la diathèse rhumatismale, herpétique, scrofuleuse ou scorbutique; la plus commune est une inflammation ou gonflement chronique. Si elle est causée par une trop grande quantité de tartre, il faut faire enlever le tartre et ensuite nettoyer les dents tous les jours avec une brosse douce. En même temps et tant que les gencives ne seront pas raffermies, il faut, tous les jours, faire usage d'un gargarisme ainsi composé : borate de soude, chlorate de potasse et alun, de chacun 4 grammes, à faire dissoudre dans eau commune 150 grammes; on peut sucrer avec du miel. On en prend plusieurs fois par jour une cuillerée à café seulement, qu'on promène dans la bouche jusqu'à ce que la salive y soit devenue très abondante.

L'inflammation et l'ulcération des gencives peuvent avoir lieu sans qu'il y ait de tartre, et alors il faut se hâter de préserver les dents au moyen du gargarisme ci-dessus; et s'il ne suffisait pas, on le remplacerait par la teinture d'iode appliquée avec un pinceau tant sur les gencives qu'entre les dents. On agit de la même manière lorsqu'il y a ramollissement des gencives qui se détachent et s'éloignent des dents.

Genièvre. — Stomachique, diaphorétique, diurétique, antirhumatismal. Les baies de genièvre, qu'on doit récolter vers septembre ou octobre et choisir grasses, bien nourries, noires, luisantes, pesantes, et utiliser toutes récentes, sont employées en infusion comme stimulantes, toniques, stomachiques, à la dose de 15 à 30 grammes par litre d'eau, dans le scorbut, les débilités d'estomac et comme modifiant les sécrétions muqueuses dans les catarrhes, la leucorrhée, la blennorragie, et comme diurétique dans les hydropisies, les calculs, la gravelle.

On les emploie aussi en tisane, deux ou trois cuillerées de baies un peu concassées pour un litre d'eau qu'on fait chauffer jusqu'à ce qu'elle commence à bouillir, ensuite on laisse infuser à une douce chaleur pendant une heure. Cette tisane, qu'on peut sucrer ou mieller, est utile dans les douleurs rhumatismales, les névralgies, les fièvres intermittentes et les affections provenant du froid ainsi que de l'humidité. On associe avantageusement aux baies de genièvre la racine d'aunée et d'angélique. A défaut de baies, les rameaux verts ne sont pas sans utilité.

Le bois du genévrier est sudorifique, 60 grammes par litre d'eau, en décoction. Ses cendres, 150 grammes pour un litre, infusées dans du vin blanc, fournissent une boisson très diurétique. On se sert encore des baies et rameaux de genièvre en fumigations : on met des baies entières ou plus ou moins concassées, ainsi que des rameaux, sur des charbons ardents ; on imprègne de la vapeur qui en résulte, soit des flanelles avec lesquelles on fait des frictions stimulantes et toniques, soit les draps du lit au moyen d'une bassinoire. On peut encore associer la belladone au genièvre, les faire bouillir dans l'eau et exposer à la vapeur la partie douloureuse.

Le vin blanc dans lequel on fait macérer pendant quelques jours des baies de genièvre, environ 30 grammes pour un litre, ainsi que quelques rameaux coupés menus, et qu'on peut sucrer, est utile pour ranimer les fonctions digestives et provoquer la sécrétion urinaire. On le rendra plus tonique encore en y ajoutant un peu d'absinthe.

On fait aussi, avec des baies de genièvre arrivées à leur maturité et macérées dans une bonne eau-de-vie à laquelle on ajoute ensuite du sucre, une sorte de liqueur stomachique aussi utile qu'agréable.

Gentiane. — La racine, qu'on recueille vers la fin d'octobre ou le commencement de novembre, est tonique, stomachique, fébrifuge et dépurative. Elle est très utile dans la paresse digestive qui succède aux fièvres intermittentes, ainsi que dans les convalescences, difficiles chez les gens débilités par de grandes pertes de sang.

Comme fébrifuge, c'est surtout sous forme de poudre qu'il convient de la prendre, à la dose de 10 à 15 grammes. Comme tonique dépurative, on s'en sert ou sous forme de macération ou décoction dans l'eau ou sous forme de vin.

Macération ou décoction, 15 à 20 grammes par litre d'eau.

Vin : couper la racine, 30 à 50 grammes, en petits morceaux qu'on fera macérer dans un peu d'eau-de-vie, 4 à 5 cuillerées, pendant 24 heures; ensuite ajouter le vin et laisser encore macérer quelques jours. On peut en prendre 1/4 ou 1/2 verre à jeun et même plusieurs fois par jour, un instant avant le repas. On ajoute avantageusement à la racine de gentiane quelques aromatiques, par exemple, des feuilles de sauge ou de groseille, noix, etc.

Géranium. — L'herbe à Robert s'utilise avantageusement comme vulnéraire. On y recourt d'autant plus volontiers qu'on la trouve plus aisément ; pour cela on l'associe à d'autres vulnéraires, comme verveine, grande consoude, mélisse, etc., qu'on pile ensemble et qu'on applique en guise de cataplasme sur les coupures, plaies et blessures. Ou encore, après avoir pilé différentes espèces qu'on peut réunir, on y ajoute un peu d'eau, et on extrait le jus dont on se sert pour imbiber des compresses qu'on applique sur le mal. Au lieu d'eau pure et simple, on peut employer de l'eau phéniquée, surtout si c'est au moment des grandes chaleurs, ou du coaltar, ou encore de la glycérine phéniquée si on veut, qui présente l'avantage d'empêcher les compresses de se coller à la plaie. S'il y avait lieu de calmer une douleur vive, on ajouterait des feuilles de pavot, ou du laudanum. S'il s'agissait d'une forte contusion, on remplacerait l'eau simple par la teinture d'arnica et l'eau blanche.

Gerçures. — On appelle gerçures ou crevasses de petites fentes qui se forment souvent aux mains, aux lèvres et aux mamelons chez les nourrices.

Gerçures des mains. On peut employer au choix une quantité de substances médicamenteuses, par exemple : frictionner plusieurs fois par jour avec de la glycérine, du cérat frais, du beurre de cacao, de l'onguent citrin ou du suif.

Gerçures aux lèvres. Il faut les graisser de temps en temps avec du cérat, ou cacao, ou calomel, ou de la glycérine épaissie au moyen de l'amidon, ou de la glycérine additionnée de tannin au 20e.

Gerçures du mamelon. Il faut le lotionner souvent avec du vin rouge ou une solution d'acide borique, 4 pour 100 d'eau. Souvent on obtient un bon résultat au moyen d'applications de glycérine, benjoin et baume du Commandeur.

Germandrée. — Appelée encore petit-chêne ; c'est une plante tonique, amère et fébrifuge. On emploie les sommités fleuries, vertes ou sèches, dans les affections scrofuleuses et scorbutiques, ainsi que dans les maladies goutteuses qui reconnaissent pour principe une débilité sensible des fonctions digestives ; en infusion, 8 à 15 grammes par litre d'eau ou de vin blanc ; en poudre, 2 à 4 grammes.

Glycérine. — Principe doux des huiles servant

d'excipient à une quantité de substances médicamenteuses ; très employée dans le pansement des plaies à cause de l'avantage qu'elle présente d'empêcher les compresses d'adhérer ou de se coller à la plaie. On peut lui associer, selon l'effet qu'on veut obtenir, le laudanum, l'acide phénique, le coaltar, le baume du Commandeur et une foule d'autres médicaments.

Goître. — Appelé encore gros cou ; c'est une hyperthrophie de la glande thyroïde formant à la partie antérieure du cou une tumeur molle, non douloureuse, irrégulière, souvent bilobée, susceptible d'acquérir un volume considérable et de déterminer une lésion plus ou moins grave de la respiration. Elle est plus fréquente chez la femme que chez l'homme. Ce sont les préparations iodées qui constituent le meilleur traitement. A l'extérieur on applique tous les soirs un peu de pommade iodurée sur la tumeur, qu'on couvre de manière à entretenir une douce chaleur et à concentrer sur le mal les vapeurs iodées ; on peut employer un linge fin plus ou moins épais ; le même peut servir longtemps, on le couvre d'un morceau de toile cirée qui arrêtera les émanations iodées.

A l'intérieur, on peut prendre, matin et soir, quelque temps avant le repas, dans un peu d'eau ou de vin, 12 à 20 gouttes de la mixture suivante : iodure de potassium, 15 gr., eau distillée, 250 gr., teinture d'iode, 50 gr., ou simplement de 2 à 5 gouttes de teinture d'iode dans un peu de vin.

Si, indépendamment du goître, la santé laisse à désirer, la première chose à faire est de la rétablir, car la guérison du goître sera d'autant plus rapide que la santé sera meilleure, la tumeur moins développée, et le sujet moins âgé. Pareillement, elle sera moins solide et moins durable, si on habite une localité dont les eaux insalubres disposent tout le monde à contracter la maladie.

Gourmes. — Appelées scientifiquement *impetigo*, vulgairement croûtes de lait ou curée, les gourmes sont constituées par une éruption siégeant particulièrement à la figure et à la tête, accompagnée très souvent du gonflement des ganglions du cou, et caractérisée par de petites pustules agglomérées ou isolées dont l'humeur, d'une odeur désagréable, forme en se desséchant des plaques ou croûtes jaunâtres, épaisses, rugueuses, et occasionnant souvent des démangeaisons assez violentes. Elles ont ordinairement pour cause un état lymphatique général ou une mauvaise constitution, la malpropreté, le manque de soins, etc.

On en distingue plusieurs variétés : l'*impetigo figurata*, qui occupe la face, ainsi que les joues, et qui atteint les enfants à l'époque de la dentition, et l'*impetigo larvalis*, ainsi nommé parce que l'écoulement des pustules forme, en se desséchant, une espèce de masque jaunâtre et humide, qui peut couvrir toute la figure et s'étendre jusque par derrière les oreilles. Lorsqu'il occupe le cuir chevelu, l'impetigo prend le nom de *granulata*.

Il n'est pas toujours prudent de guérir promptement cette affection au moyen d'un traitement purement local, mais il ne faut pas non plus l'abandonner à elle-même. Outre les soins nécessaires pour entretenir la plus grande propreté, il faut, dès le début, améliorer l'état général par une médication dépurative. (V. Dépuratifs et reconstituants.) On donnera, notamment, l'huile de foie de morue ou le sirop de raifort iodé de Grimauld. En même temps, on appliquera sur les parties malades des cataplasmes émollients; on lotionnera avec une décoction de graines de lin, de racine de guimauve, de son de blé, à laquelle on pourra ajouter de l'acide borique ou phénique, du coaltar ou du laudanum. Si on ne peut pas appliquer des cataplasmes, sur la figure par exemple, on enduira les parties atteintes de cérat, vaseline, huile d'amandes douces, glycérine boriquée ou phéniquée, à l'aide d'un pinceau ou des barbes d'une plume. Si les gourmes siègent derrière les oreilles, on appliquera un linge doux enduit de glycérine, afin qu'il n'adhère pas et puisse être changé souvent.

Une purgation prise de temps en temps produira un bon effet.

Goutte. — Fluxion plus ou moins périodique et douloureuse siégeant sur les articulations, particulièrement celles des pieds et des mains, où il se forme parfois des nodosités ou des concrétions tophacées. En même temps, il y a excès d'acide urique dans le sang et des troubles variés dans l'appareil digestif. L'urine des goutteux est sédimenteuse et renferme quelquefois des graviers très fins sous forme de poudre briquetée; ils sont donc aussi sujets à la gravelle.

Lorsqu'elle n'est pas héréditaire, la goutte résulte d'un défaut d'équilibre entre les recettes et les dépenses de l'économie : il y a excès de recettes et insuffisance de dépenses, alimentation trop riche et genre de vie trop peu actif. Les conséquences à tirer de ces constatations, c'est d'abord que ceux qui craignent de devenir goutteux doivent prendre beaucoup d'exercice et se contenter d'une alimentation saine et sobre, et ensuite que ceux qui sont sous l'influence de la goutte doivent, tout en cherchant à en calmer les douleurs, purifier le sang de l'excès d'acide urique qu'il contient, au moyen de purgatifs et diurétiques, particulièrement de la teinture de colchique et de l'eau de Vichy, qui, par ses propriétés alcalines, agit sur les principes acides des dépôts urineux et des concrétions tophacées.

La goutte est quelquefois annoncée par des troubles dans la digestion; d'autres fois, elle débute tout à coup à l'occasion de quelque excès de table ou d'un refroidissement. Elle commence volontiers au gros orteil, par une douleur quelquefois déchirante, avec impossibilité de mouvoir ou même de toucher le doigt du pied. Elle dure de 6 à 24 heures, et se termine par un peu de gonflement et de rougeur de la partie malade. Souvent, cet accès est suivi de plusieurs autres semblables : c'est ce qu'on appelle des attaques de goutte, qu'il faut considérer comme le résultat d'un effort de la nature ou du sang pour se débarrasser de l'humeur goutteuse qui est assez abondante pour compromettre la vie. Lorsque le sang ne peut pas déposer la matière goutteuse dans les extrémités, ce dépôt peut se faire dans quelque organe interne, comme le cœur, l'estomac, et alors le malade court le plus sérieux danger.

La violence des douleurs causées par un accès de goutte est quelquefois si grande que rien ne peut le calmer; il faut alors chercher à procurer au malade un sommeil qui lui permettra d'attendre moins péniblement la fin de ses souffrances: on y parviendra au moyen de pilules opiacées ou de quelques cuillerées de sirop de chloral.

Gravelle. — On donne ce nom à des concrétions urinaires formées dans les reins et occasionnant divers accidents, notamment de vives douleurs en parcourant les canaux excréteurs de l'urine. Leur volume varie depuis un grain de poussière jusqu'à celui d'un pois et même plus; celles qui sont le plus volumineuses ont reçu le nom de pierre, et c'est surtout dans la vessie qu'elles se forment. Ces concrétions peuvent être composées par différentes substances; les plus communes sont : les urates d'ammoniaque, de potasse, de chaux, les oxalates et les phosphates. On les reconnaît à leur couleur; celle des urates est rouge, celle des oxalates est jaune, et celle des phosphates est blanche.

Tout en admettant une prédisposition individuelle héréditaire, la gravelle peut et paraît se développer sous l'influence d'un régime animal succulent azoté, par le défaut d'exercice, l'habitude de boire peu, principalement des vins généreux, et surtout sous l'influence de quelque affection en vertu de laquelle les organes urinaires ne fonctionnent pas normalement: d'où il résulte que des sels, se formant dans l'économie et constituant la gravelle, et qui devraient être entraînés au dehors par l'urine, séjournent dans les organes et s'y amoncellent au point de former ces graviers qui, à un moment donné, compromettent la santé et au besoin la vie elle-même, car, lorsqu'ils s'engagent dans les uretères, ils y causent parfois des douleurs excessivement pénibles (colique néphrétique) et en même temps une agitation extrême, des nausées, des vomissements, la diminution de l'urine, qui souvent est sanguinolente, etc. Ces douleurs peuvent durer quelques heures, un jour même, et se terminent par la chute du gravier dans la vessie. Cette maladie est sujette à retour.

Pour le traitement, trois indications principales se

présentent à remplir : 1° arrêter ou calmer les souffrances de la colique néphrétique au moyen d'un bain tiède, si possible, de cataplasmes ou compresses calmantes, de sirop de chloral, d'injections de morphine, de tisanes diurétiques, etc. ; 2° chercher à dissoudre les calculs qui pourraient encore exister, en soumettant le malade à un régime végétal, à un exercice modéré et à l'usage des diurétiques, eau de Vichy, Contrexéville, etc. ; 3° prévenir le retour de la maladie, et pour cela s'abstenir de tout de qui pourrait former de nouvelles concrétions, de vin généreux pur, de spiritueux, de repas succulents, boire chaque jour beaucoup d'eau pure ou de tisanes diurétiques, prendre de l'exercice et, de plus, s'interdire absolument certains aliments qui pourraient favoriser le développement du genre de gravier qui a été constaté, comme les aliments azotés s'il s'agit de gravelle urique, l'oseille s'il s'agit d'oxalates, etc.

Grémil ou **Lithosperme officinal.** — Il est encore appelé herbe aux perles, à cause de ses graines blanches, osseuses ou pierreuses, dures, perlées et surmontant une tige toujours dressée ; il pousse volontiers le long des chemins, dans les terrains pierreux, et on peut utiliser les sommités fleuries en guise de thé. — Mais c'est surtout celui des bois, dont toutes les tiges, à l'exception de celles qui fleurissent, sont couchées et qu'on appelle purpuro-cœrulum, bleu de ciel, à cause de la couleur bleu tendre de sa longue corolle, c'est surtout celui des bois, dis-je, qu'on utilise ainsi et qui peut rivaliser avantageusement avec ce qui se vend dans le commerce sous le nom de thé de Chine.

Guimauve. — C'est une des plantes les plus utiles comme émolliente, pectorale et adoucissante.

On l'emploie en tisane, décoction, cataplasme, lavements, lotion, gargarisme, fomentations. Sa racine,
qui est la partie la plus riche en mucilage, se donne
à mâcher aux enfants tourmentés par la dentition ;
on la récolte au mois de septembre. Mais celle qui
est fraîche est plus mucilagineuse et doit être
préférée. Quant aux feuilles, on les utilise aussi ;
elles se récoltent avant la floraison, au mois de
juin ; la dessiccation ne leur fait pas perdre leurs
qualités, mais elles sont moins mucilagineuses que
la racine. Les fleurs sont la partie la moins utile,
mais non inutile : elles comptent parmi les fleurs
pectorales.

H

Haleine. — L'haleine ou exhalation pulmonaire est constituée par l'air qui sort des poumons, ainsi que de la gorge et de la bouche, pendant l'expiration. Dans l'état de santé de ces différents organes, elle ne reçoit et ne représente presque aucune odeur ; mais lorsqu'il y a maladie, il y a aussi dans l'haleine une odeur quelquefois fétide. Egalement l'usage de certaines substances, par exemple, l'alcool, l'éther, le tabac, l'ail, l'oignon, etc., dont la bouche ou les poumons se trouvent imprégnés, lui communique leur odeur particulière. La fétidité de l'haleine peut provenir d'un embarras de l'estomac, comme elle peut le causer, de quelque affection de la gorge, des gencives, du défaut de soin de la bouche ou des dents, par suite duquel les matières alimentaires qui sont restées adhérentes aux gencives ou aux dents entrent en putréfaction. Quelquefois elle dépend de ce que certaines parties odorantes du résidu alimenmentaire sont empêchées de sortir par leur voie naturelle, alors le sang, qui en est en quelque sorte empoisonné, les rapporte dans les poumons : c'est le cas, par exemple, dans la constipation. On y remédie en supprimant la cause, ainsi qu'au moyen de gargarismes antiseptiques ou aromatiques (infusions de plantes aromatiques, ou un peu d'alcoolat de menthe, de mélisse, etc., dans un peu d'eau).

Hématémèse ou vomissement de sang exhalé à la surface de la muqueuse de l'estomac. Ses causes ordinaires sont des coups ou des chutes sur l'épigastre, le refroidissement causé par l'immersion des extrémités dans l'eau glacée, une émotion vive, etc. Arrivant après un certain âge, une quarantaine d'années par exemple, c'est souvent le symptôme d'un ulcère de l'estomac, soit simple, soit cancéreux. En général c'est un accident grave. Ce vomissement de sang débute ordinairement par quelque douleur dans l'hypocondre gauche, une oppression, des vertiges, de la pâleur de la face, du froid aux extrémités ; le sang est d'un rouge plus ou moins foncé, quelquefois noir et en grande quantité, ce qui cause au malade des syncopes, des sueurs froides.

Il ne faut pas confondre l'hématémèse avec l'hémoptysie dont nous allons parler. Dans cette dernière, le sang vient du poumon, il est rouge, spumeux et rendu avec une petite toux.

Un repos absolu, la diète, une position horizontale, des boissons glacées et acidulées, huit gouttes de perchlorure de fer dans un demi-verre d'eau, des infusions astringentes : telles sont les bases du traitement.

Hématurie ou pissement de sang pur ou mêlé d'urine. Il a lieu ordinairement dans l'âge avancé, quand il y a des calculs ou une tumeur dans la vessie, dans la gravelle, etc. Le sang peut venir de l'urèthre, de la vessie, des uretères et des reins. Dans le pissement de sang dont la vessie est la source, le sang ne se mêle à l'urine qu'autant que celle-ci est abondante ; dans le cas contraire, il se ramasse en caillots noirâtres qui peuvent gêner la sortie de l'urine et donner lieu à des douleurs vives. Lorsque les caillots sont couleur marc de café, c'est un signe grave, parce qu'ils ne se montrent sous cet aspect qu'après un état maladif assez long.

Dans l'hématurie on conseille un repos absolu, des applications froides souvent répétées sur le ventre, et des boissons hémostatiques froides et légèrement acidulées avec un peu de sirop de cerises ou de groseilles.

Hémoptysie. — Crachement ou vomissement de sang venant des poumons et non de l'estomac comme dans l'hématémèse : aussi est-il rouge, vermeil, écumeux et non noirâtre. S'il est très abondant, il sort en bouillonnant et en suffoquant le patient, ensuite survient de la pâleur, de l'anxiété et du refroidissement aux extrémités. Il faut alors observer un repos et un silence absolu : boissons astringentes aussi froides que possible, — perchlorure de fer, huit gouttes dans un demi-verre d'eau sucrée ou de tisane, deux ou trois fois par jour, des révulsifs aux extrémités.

Ce qui doit surtout préoccuper, dans le crachement de sang, c'est sa signification, car ordinairement il indique le commencement d'une affection sérieuse des poumons.

Hémorragie. — On entend par ce mot, en général, un écoulement du sang hors de ses vaisseaux. S'il est l'effet d'une simple rupture des vaisseaux capillaires, l'hémorragie est dite idiopathique ou essentielle ; si c'est la suite de quelque accident par lequel les vaisseaux sont déchirés, coupés, on l'appelle symptomatique ou traumatique. Dans l'un et l'autre cas, elle peut être externe ou interne selon que le sang paraît au dehors ou reste épanché dans l'organisme.

L'hémorragie essentielle s'appelle encore active lorsqu'elle a pour cause la surabondance, la pléthore ou le trop plein des vaisseaux ; dans le cas contraire, on l'appelle passive.

L'hémorragie active n'a lieu que chez des sujets sanguins et vigoureux ou à la suite d'excitations internes qui activent la circulation, d'efforts soutenus, d'émotions vives, de chaleur ou de froid excessifs. Elle est à elle-même son propre remède en faisant cesser le trop plein des vaisseaux ; elle ne présenterait de danger que dans le cas où elle serait trop abondante.

L'hémorragie passive est tout le contraire : elle est également à elle-même sa propre cause en contribuant à l'appauvrissement du sang.

Le traitement de ces hémorragies doit être débilitant ou tonique, suivant la nature de l'hémorragie, et en même temps astringent, pour resserrer l'orifice des vaisseaux qui laissent écouler le sang. Si l'hémorragie active ne suffisait pas pour faire cesser le trop plein qui l'a occasionnée, il faudrait recourir à la saignée. Si au contraire elle devenait menaçante par son abondance, il faudrait recourir aux astringents, applications, injections, boissons froides et même glacées, aux révulsifs appliqués aussi loin que possible du siège de l'hémorragie, aux hémostatiques tant à l'intérieur qu'à l'extérieur.

La compression exercée sur les vaisseaux principaux de la partie d'où vient le sang ou sur le point précis par où il s'écoule, est aussi un bon moyen qu'il faut employer au besoin. Elle se fait au moyen des doigts ou de compresses serrées par une bande et appliquées soit sur la plaie elle-même soit à quelque distance, pour suspendre la circulation dans le vaisseau rompu ou dans le tronc principal qui l'alimente. Pour qu'elle soit possible, il faut qu'elle ait pour base ou appui un point résistant ; elle ne doit pas être circulaire de manière à arrêter toute circulation dans un membre.

Ces derniers moyens, astringents, réfrigérants, révulsifs, sont les seuls qu'on puisse appliquer sur-le-champ même à l'hémorragie passive, attendu que les toniques, analeptiques, qui ne doivent pas être négligés, ne peuvent produire de résultat qu'après un certain temps.

Bien souvent, la position à faire prendre à un malade, en cas d'hémorragie, est très importante. En général, elle doit être telle que la circulation du sang soit rendue aussi facile que possible, et que la partie qui fournit le sang soit plus élevée que le cœur.

L'hémorragie traumatique est celle qui a pour cause l'érosion, la section des vaisseaux sanguins, comme fractures, contusions, blessures, plaies cancéreuses, gangréneuses, etc.

Il y a lieu ici de distinguer si c'est par une veine ou par une artère que le sang est fourni. Si c'est une veine, l'écoulement est continu, sans jet, le sang est foncé en couleur, presque noir. Si c'est une artère, l'écoulement se fait par jet saccadé comme les battements du cœur, le sang est clair et rouge.

L'hémorragie artérielle, pour peu que l'artère soit importante, ne cède qu'à la compression et à la ligature de l'artère entre le cœur et l'endroit où se fait l'écoulement.

Le traitement de l'hémorragie traumatique consiste à faire usage de la meilleure manière possible des absorbants, réfrigérants, astringents, styptiques et hémostatiques, notamment du perchlorure de fer intra et extra.

Il peut se faire que l'écoulement s'opère dans une cavité, comme le vagin, la matrice, une blessure profonde : alors on cherche à y introduire des bourdonnets de charpie imbibés de quelqu'une des substances ci-dessus. C'est ce qu'on appelle le tamponnement.

Il y a encore l'hémorragie utérine dont nous dirons seulement qu'il faut lui appliquer ce qui est possible des données ci-dessus, en attendant l'intervention du médecin, qu'elle réclame.

Quant à l'hémorragie nasale, voir *Epistaxis*.

Hémorroïdes. — Tumeurs qui se forment à la partie inférieure du rectum et à la marge de son ouverture externe. Elles sont fluentes ou sèches suivant qu'il y a ou non écoulement de sang, internes ou externes suivant leur siège.

Les externes occupent le pourtour de l'anus ; tantôt il n'y en a qu'une, tantôt il y en a plusieurs qui forment une sorte de bourrelet. Dans leur période d'excitation, elles sont tendues, ovoïdes, oblongues, rouges ou bleuâtres ; autrement elles sont flasques, décolorées et peu visibles. Les internes ne consistent souvent qu'en un boursouflement ou saillies mamelonnées des vaisseaux sanguins de la muqueuse du rectum dans sa partie inférieure.

Ce qui constitue proprement l'affection hémorroïdale, c'est la fluxion sanguine se reproduisant plus ou moins souvent et pouvant être plus ou moins douloureuse, depuis le sentiment d'une simple gêne, pesanteur, malaise quelque peu douloureux, jusqu'à celui de douleurs excessives.

Elles ont ordinairement pour cause la bonne chère, l'usage de mets excitants, des boissons alcooliques, une vie sédentaire, l'abus des purgatifs, surtout de l'aloès, etc.

Lorsqu'elles sont périodiques et habituelles, leur maintien est une condition de la santé, leur dégénérescence seule peut présenter du danger. Leur traitement ne doit donc être la plupart du temps que palliatif. Il faut suivre strictement un régime doux, s'abstenir d'une alimentation trop copieuse, de boissons excitantes, prendre fréquemment des bains tièdes ou froids selon la saison, faire matin et soir des lotions froides sur la région anale et éviter la constipation avec le plus grand soin. Si elles sont engorgées et très douloureuses, les bains, les cataplasmes, les promenades, les lotions narcotiques sont indiqués. Quand il y a flux hémorroïdal abondant, on parvient à le modérer par un repos absolu, la diète, la position horizontale, des boissons froides, des bains de siège froids, des injections froides astringentes. Dans les cas plus graves, les tumeurs peuvent être poussées en dehors de l'anus et étranglées par le sphincter; il faut en faire de suite la réduction en exerçant une pression douce et continue après les avoir d'abord enduites d'un corps gras, comme huile ou cérat, après quoi on les maintient en place au moyen d'un bandage.

Hémostatiques. — On donne ce nom à toutes les substances et moyens capables d'arrêter l'écoulement du sang : le doigt posé sur une coupure et empêchant le sang de s'écouler, la charpie, l'amidon, la toile d'araignée, le tamponnement sont des moyens hémostatiques. Parmi les substances hémostatiques, comme absorbants, réfrigérants, astringents, les unes ont la propriété de resserrer les orifices des vaisseaux paroù se fait l'écoulement, les autres, celle de faire prendre le sang en caillots qui, placés aux extrémités des vaisseaux ouverts, y font en quelque sorte l'office de bouchon ; l'alun dissous dans l'eau, le perchlorure de fer surtout, l'ergotine Bonjean, l'eau de Rabel sont les plus employés.

Il va sans dire que pour les vaisseaux très gros, il n'y a qu'un seul hémostatique, la ligature.

Hernie. — Ce mot désigne toute tumeur formée par le déplacement d'un viscère ou d'une partie de viscère échappée de sa cavité naturelle par une ouverture quelconque et faisant saillie au dehors. La hernie se reconnaît donc à une tumeur plus ou moins volumineuse située au niveau de quelque ouverture naturelle ou accidentelle de l'abdomen. Elle porte un nom différent suivant l'ouverture par laquelle elle se fait : on appelle inguinale ou scrotale, celle qui se fait par le canal inguinal, elle est fréquente chez l'homme ; — crurale ou fémorale, celle qui se fait par l'anneau crural, elle est fréquente chez la femme ; — ombilicale, celle qui siège à l'ombilic, elle est fréquente chez les enfants. Les hernies sont dites *réductibles* quand elles sont susceptibles de rentrer dans leur cavité naturelle au moyen d'une pression méthodique appelée taxis, et *irréductibles* dans le cas contraire ; étranglées, lorsque l'ouverture par où elles sont sorties se resserre de manière à opposer à leur rentrée un obstacle infranchissable. L'étranglement s'annonce et se constate par l'impossibilité de faire rentrer la masse herniaire, par des coliques, des nausées, des vomissements même de matières fécales. Il serait promptement suivi de gangrène et mortel si on ne se hâtait de débrider la tumeur par une opération qui, faite à temps, offre de grandes chances de guérison.

Outre une certaine prédisposition, les causes des hernies se trouvent dans tout ce qui peut soit diminuer la résistance des parties contenantes, soit augmenter les efforts des parties contenues, lesquelles, pressées de haut en bas par une force plus ou moins grande, tendent à s'engager dans les points qui offrent une ouverture naturelle ou une résistance moins grande.

Une hernie ne doit jamais être abandonnée à elle-même ; autrement elle expose à des conséquences très graves et même mortelles au besoin, car outre qu'elle peut augmenter avec le temps, elle peut fort bien aussi occasionner des coliques, des nausées, des vomissements pénibles, et même s'étrangler, ce qui est toujours grave et souvent mortel.

Le traitement consiste à réduire ou faire rentrer les parties herniées par le taxis, puis à les maintenir au moyen d'un bandage. Le taxis se fait en amincissant au moyen des doigts la partie de la hernie la plus voisine de l'orifice, c'est-à-dire de l'endroit de sortie, et en la poussant doucement dans la direction, qu'il importe de bien connaître, de l'ouverture qui lui a livré passage. Pour cela il faut mettre les muscles abdominaux dans le plus grand relâchement possible, en faisant coucher le malade sur son dos, de manière que la poitrine soit plus basse que le bassin sur lequel les cuisses doivent être fléchies, et en l'engageant à ne faire aucun effort. L'évacuation préalable du rectum, au moyen de quelques lavements purgatifs ou simplement à l'eau froide ou salée, faciliterait l'opération. Comme le patient peut endurer des souffrances plus ou moins vives, il faut chercher à les adoucir, tant par quelque calmant que par quelque cordial.

Il est utile, bien souvent, que le taxis soit précédé de quelques cataplasmes ou compresses, émollients huilés, et aussi de quelques lavements ou à l'eau froide ou purgatifs. Un sommeil de quelques heures, procuré par une piqûre de morphine ou autrement, peut amener une réduction spontanée. Après quoi le malade peut entreprendre la réduction avec grandes chances de succès. Mais si, après quelques tentatives, la réduction ne pouvait avoir lieu, il serait bon de ne pas trop insister afin de ne pas causer une trop grande irritation : il faudrait alors faire prendre un bain tiède émollient, pendant lequel le malade pourrait encore entreprendre la réduction; ou bien encore il faudrait garnir de pommade belladonée l'orifice et les environs de la hernie, puis couvrir de cataplasmes émollients, afin d'obtenir, par ce moyen, la dilatation de l'ouverture par laquelle la hernie doit rentrer ; ensuite, c'est-à-dire lorsqu'il pourra supposer que l'effet dilatateur est produit, le malade entreprendra un nouveau taxis.

Si ces différents moyens ne suffisaient pas, il ne resterait plus que l'intervention du médecin ou le débridement.

Il va sans dire qu'après la réduction d'une hernie, il faut l'empêcher de sortir de nouveau, ce qui ne peut se faire qu'au moyen d'un bandage.

Hoquet. — Mouvement convulsif, avec bruit spécial de la gorge, produit par la contraction subite et involontaire du diaphragme. Chez une personne en bonne santé, il n'est qu'un effet nerveux sans gravité aucune : il cesse spontanément après peu de temps. Quelquefois il constitue une maladie avec troubles digestifs. Il apparaît comme signe fâcheux dans certaines maladies et chez les agonisants.

Quand il est léger, il cède à quelques gorgées d'eau

ou quelques perles d'éther, à une frayeur, une surprise. S'il persiste, on emploie la glace, le sirop de chloral, une injection de morphine, des révulsifs sur le creux de l'estomac.

Houblon. — Les fruits ou cônes, qui à l'époque de leur maturité fournissent une poudre jaune, dorée, résiniforme, aromatique et amère, sont toniques, dépuratifs, aromatiques, amers, antiscrofuleux, ainsi que légèrement diurétiques et diaphorétiques selon les cas. Aussi sont-ils très utilisés dans l'atonie générale, le lymphatisme, les affections scrofuleuses et calculeuses avec atonie, les fleurs blanches et les maladies de la peau. On les emploie en infusion ou légère décoction à la dose de 15 à 30 gr. par litre d'eau, qu'on peut sucrer ou mélanger au vin pour boire pendant les repas. On peut aussi les faire entrer dans différents mélanges.

Houx. — On peut employer utilement contre les fièvres intermittentes la poudre récente de feuilles de houx, à la dose de 10 gr. délayée dans environ 150 gr. de vin blanc à prendre en une seule fois.

Huile de cade. — S'emploie en applications locales contre certaines maladies cutanées dartreuses, comme la teigne, la pelade, l'acné, l'eczéma, surtout le psoriasis.

Huile de croton tiglium. — Purgatif drastique et révulsif. Comme purgatif, on l'associe, à la dose d'une ou deux gouttes, à l'huile de ricin ou à une potion gommeuse. C'est un purgatif d'un effet sûr mais très irritant, et que, pour cela, on ne peut réitérer souvent. Il est précieux lorsqu'il faut obtenir une dérivation énergique sur le canal intestinal. Dès que l'effet commence à se produire, il est bon de faire boire du bouillon aux herbes.

Comme révulsif, on l'emploie en frictions légères pour faire naître une éruption pustuleuse qui n'est pas de longue durée, mais qu'on peut renouveler en réitérant la friction. Dans le cas où l'huile de croton pure serait trop irritante, on peut en diminuer l'action, en l'associant à la glycérine, par exemple, à l'huile d'amandes douces, à la vaseline, etc., ce qui, de plus, permet d'en employer la quantité qu'on veut, depuis une demi-goutte au besoin; toutefois, à l'extérieur, et puisqu'on veut en obtenir un effet révulsif, il n'est pas nécessaire que la dose soit si précise.

Huile de foie de morue. — Reconstituant extrêmement utile dans la scrofule, la tuberculose, le rachitisme, à la dose de 2 à 4 cuillerées par jour. Son odeur nauséabonde la rend difficile à prendre; cependant, elle s'accepte encore assez facilement dans du curaçao ou du kirsch. On peut encore la faire prendre dans une tasse de café ou toute autre infusion aromatique. Pareillement, une dizaine de gouttes d'essence d'amandes amères désinfectent assez bien une centaine de grammes d'huile.

Huile de laurier. — Excitant nervin. On s'en sert en cas de douleur ou comme fondant contre quelques bobos en voie de formation. Elle est utile aussi dans les piqûres d'épines ou autres.

Huile de ricin. — Purgatif ou laxatif très doux qu'on peut donner même quand il y a quelque phlegmasie des voies digestives. On la fait prendre dans du thé, du café noir fortement sucré, du bouillon, ou une infusion chaude, à la dose de 30 à 60 gr. Il est bon, toutefois, de ne pas prendre toute cette dose en une seule fois. On peut également la faire prendre dans un peu de mousse de bière; pareillement, quelques gouttes, deux ou trois, d'essence d'amandes amères lui communiquent un parfum agréable.

Pour prendre presque agréablement l'huile de ricin, on pourrait faire comme il suit : On commence par mettre dans un premier verre une boisson aromatique très agréable, et dans un second l'huile de ricin toute prête à être bue, après quoi on se parfume la bouche avec quelques gorgées du premier verre; ensuite, on boit le second et on termine en se rinçant la bouche avec le premier verre. Placée ainsi entre deux boissons très aromatiques, l'huile de ricin ne peut manquer d'être bien moins désagréable à prendre.

L'huile de croton tiglium, à la dose d'une ou deux gouttes, augmente son action et assure son effet purgatif. Il en est de même de l'essence de térébenthine, à la dose de 4 à 8 gr.

Hydarthrose. — Hydropisie articulaire ou épanchement de sérosité dans les membranes synoviales. — On appelle membrane synoviale la muqueuse située à la jointure de deux os placés bout à bout et s'articulant entre eux. Elle a pour fonction de sécréter la synovie ou liquide onctueux nécessaire pour rendre glissantes les extrémités osseuses qui s'appuient l'une contre l'autre, et faciliter ainsi leurs mouvements.

Ses causes les plus fréquentes sont une violence extérieure quelconque, coups, chutes, des marches forcées, et tout ce qui peut irriter la capsule synoviale articulaire, particulièrement chez les scrofuleux et les lymphatiques. Elle se reconnaît à la gêne des mouvements, à la tuméfaction de la jointure où il y a ordinairement fluctuation, c'est-à-dire sentiment de flot que fait éprouver le liquide, au palper de la tumeur.

Il arrive quelquefois, surtout chez les individus scrofuleux, que l'inflammation chronique de la capsule synoviale en amène l'altération qui se communique aux autres tissus, les cartilages se ramollissent, les os eux-mêmes se gonflent et deviennent fongueux, la suppuration s'établit et une tumeur blanche survient.

Il est donc très important, dès le début, de chercher à faire disparaître l'inflammation au moyen de repos, de cataplasmes, de sangsues ; des onctions avec l'onguent mercuriel, en même temps que les cataplasmes et après les sangsues, produisent un bon effet. Quand l'irritation est apaisée, on emploie les révulsifs externes, comme liniments rubéfiants, vésicatoires ; puis, les résolutifs, comme eau blanche, chlorhydrate d'ammoniaque, pommades fondantes.

Hydropisie. — Terme générique par lequel on désigne tout épanchement de sérosité dans une cavité quelconque du corps ou dans le tissu lamineux, sans qu'il soit la suite de quelque inflammation. On appelle lamineux un tissu grisâtre, glutineux au toucher, extensible, disposé en couches minces, répandu dans tout le corps, servant plutôt à isoler les organes qu'à les relier, et prenant une part importante à la composition de la plupart d'entre eux.

On nomme *active* l'hydropisie qui est due à un accroissement de l'action sécrétoire et, par conséquent, à un afflux extraordinaire du sang dans les capillaires artériels de la partie qui est le siège de la maladie ; et *passive*, celle qui est le résultat d'un obstacle au cours du sang ou au défaut d'absorption de la sérosité produite.

On nomme encore *anasarque* une hydropisie générale due soit à une lésion du cœur, et qui se montre d'abord à la cheville du pied, — soit à une lésion du foie, cirrhose, — soit à l'altération des reins, albuminurie, — soit à celle du sang, chlorose. On appelle *ascite* une hydropisie du ventre due à l'oblitération de la veine porte ; — *œdème*, une hydropisie partielle, soit des membres inférieurs, et elle est due à une lésion de la veine cave inférieure, soit des membres supérieurs, et alors elle vient d'une lésion de la veine cave supérieure. Quand la lésion est au cœur droit, elle entrave toute la circulation veineuse, et produit vite une hydropisie générale ; quand elle est au cœur gauche, entravant la circulation artérielle, l'hydropisie est progressive et commence par les membres inférieurs. Il convient, toutefois, d'ajouter que si, en pratique, il est toujours facile de constater une hydropisie, il n'est pas toujours aussi facile de remonter, d'une manière sûre et précise, à la véritable lésion d'où elle dépend.

Le traitement général doit donc consister dans l'emploi des moyens propres tant à empêcher la continuation de cet épanchement en remédiant à la cause qui le produit, qu'à déterminer des sécrétions dérivatives, comme purgatifs, diurétiques, sudorifiques. Parmi les purgatifs, il convient de donner la préférence à la scammonée, 1 gr., associée au calomel, 75 centigr., ou à l'eau-de-vie allemande, 20 ou 30 gr. Quant aux diurétiques, on choisit les plus actifs, la digitale surtout et la scille (V. le mot *Digitale*), sans pourtant exclure ceux qui pourraient mieux convenir au tempérament du malade. (V. *diurétiques*.)

Le régime doit être exclusivement lacté ; souvent il sera bon de couper le lait avec un peu d'eau de Vichy ou d'eau ordinaire dans laquelle on aura fait dissoudre 4 ou 5 gr. de bicarbonate de soude.

L'hydropisie provenant d'une lésion du cœur présente tous les dangers d'une maladie du cœur : lorsqu'elle atteint la poitrine, elle peut étouffer le malade ; lorsqu'elle siège au ventre, comme la cirrhose, et prend un grand développement, il est à craindre que le diaphragme ne vienne à céder, ce qui entrainerait la mort assez rapidement.

Il reste toujours comme suprême ressource la paracentèse ou ponction qui produit une prompte évacuation du liquide épanché; mais celui-ci peut se reproduire, ce qui arrive généralement, et exiger de nouvelles ponctions qui ne sont pas inutiles et peuvent quelquefois amener une guérison, car il est facile de comprendre que les médicaments donnés le lendemain d'une ponction produisent un résultat meilleur et plus sûr que ceux donnés la veille.

Hygroma. — Hydropisie des bourses muqueuses sous-cutanées siégeant particulièrement au genou au devant de la rotule et survenant à la suite de chutes ou contusions sur les genoux, ainsi que chez les personnes qui sont fréquemment et longtemps agenouillées. Il est donc le résultat de la contusion ou expression des membranes capsulaires, c'est-à-dire des membranes qui entourent ou enveloppent une articulation. Dans ce cas, l'épanchement ne devient manifeste que longtemps après sa cause, car la tumeur ne se développe que lentement. Il peut être aussi le résultat d'une cause interne, et alors son développement est rapide.

Outre que la gravité est loin d'être la même, l'hygroma diffère de l'hydarthrose en ce que l'épanchement qui constitue le premier est situé au-devant de la rotule et ne la dépasse pas, faisant saillie en avant, tandis que celui de la deuxième est situé sous la rotule, dans l'intérieur de l'articulation, et fait saillie aux deux côtés, interne et externe, du genou.

Quand la tumeur est récente, elle cède volontiers, quoique non promptement, aux résolutifs, notamment aux compresses souvent renouvelées de chlorhydrate d'ammoniaque ou d'iodure de potassium, 8 gr., associé à 120 gr. de teinture d'iode pour 300 gr. d'eau ordinaire.

Hysope. — Plante aromatique à odeur agréable. On emploie ses sommités fleuries et séchées à l'ombre, à titre de tonique, stomachique, vulnéraire, stimulant, et surtout expectorant dans l'atonie du canal intestinal. La réputation de l'hysope, comme expectorante, est populaire et méritée ; elle ne s'emploie qu'en infusion, 8 à 15 gr. par litre d'eau, pour lotions, injections, gargarismes. A l'extérieur elle est excellente pour résoudre les ecchymoses, particulièrement celles des paupières.

Hystérie. — Névrose spéciale à la femme, se manifestant par accès, dont le principal caractère consiste dans le sentiment d'une boule, globe hystérique, qui semble partir de la matrice, remonter dans l'estomac avec un sentiment de chaleur excessive ou de froid glacial, pour se porter ensuite au cou ou à la gorge et y déterminer une sorte d'étouffement. Ces crises peuvent durer plus ou moins longtemps et se répéter ; la fin en est ordinairement annoncée par des gémissements ou des pleurs. Si l'accès est fort, ces phénomènes sont accompagnés ou suivis de mouvements convulsifs plus ou moins violents, avec perte de connaissance ; la circulation et la respiration peuvent être suspendues.

C'est de 15 à 30 ans que les femmes sont sujettes à cette maladie, dont les causes les plus ordinaires sont un tempérament nerveux, exalté, contrarié, la jalousie, des émotions vives, pénibles, des lectures romanesques, etc. C'est le plus souvent l'hystérie qu'on désigne sous le nom de vapeurs, maux de nerfs, attaques de nerfs, etc.

Pendant la crise, il faut faire respirer de l'éther, projeter de l'eau froide à la figure, et veiller à ce que la malade soit placée de manière à ne pas se faire de mal dans ses mouvements convulsifs, sans lutter contre elle pour la contenir. On lui fera prendre ensuite des pilules de castoreum et d'assa fœtida, à la dose de 4 à 6 par jour.

Il faut également recourir aux antispasmodiques, aux toniques; l'hydrothérapie sera excellente, ainsi que des occupations non fatigantes et des distractions.

I

Ileus. — Etranglement interne de l'intestin ou occlusion du canal intestinal, en sorte qu'il y a arrêt forcé des matières stercorales qui ne peuvent plus être évacuées, d'où ballonnement du ventre, douleurs vives dans les intestins, nausées, vomissements bilieux et stercoraux, altération de la face, affaiblissement du pouls, diminution progressive de la chaleur, et mort.

Toutefois, si les causes de l'occlusion, qui sont nombreuses, étaient spasmodiques ou rhumatismales ou l'accumulation de corps étrangers, les phénomènes ci-dessus seraient moins graves et plus faciles à calmer.

La première chose à faire dans ce cas, qui réclame toute l'habileté d'un médecin, est d'essayer soit par des potions soit par des lavements, ainsi que par des purgatifs, agissant particulièrement par l'excitation de la contractilité de l'intestin, le séné par exemple, à dégager l'engorgement. La glace à l'intérieur et aussi à l'extérieur, ainsi que les lavements glacés, peuvent produire un bon effet. Il en est de même d'un bain de plusieurs heures dans l'eau tiède.

Si malgré cela on n'obtenait pas un résultat satisfaisant, on devrait recourir : aux purgatifs actifs et prompts : huile de croton, une ou deux gouttes, et

huile d'olives, à prendre dans une potion gommeuse ;
— aux lavements purgatifs ou à l'eau de Seltz ; —
donner une potion belladonée et également faire usage
de belladone à l'extérieur, au niveau de l'occlusion.
Inutile de dire que dès le début on ne négligera pas
de combattre les souffrances par tous les moyens
possibles, notamment un bon cordial, une potion
calmante, une injection de morphine, etc.

Impetigo. — Voir Gourmes.

Inappétence ou défaut d'appétit. Quelquefois la
cause se trouve dans quelque affection aiguë, et
alors c'est cette affection qu'il faut traiter et guérir
pour ramener l'appétit perdu. D'autres fois l'estomac est seulement faible, paresseux ; dans ce cas une
purgation modérée doit être aidée par quelque boisson amère et tonique, comme infusion de gentiane,
quassia amara, vin amer ainsi composé: racines de
gentiane 15 gr., feuilles de sauge 25 gr., vin blanc
un litre : on peut en prendre un verre le matin à
jeun, vin de quinquina avec gouttes amères de
Baumé.

Incontinence d'urine. — Écoulement involontaire de l'urine, qui n'est bien souvent qu'un symptôme de quelque autre maladie. Chez les tout jeunes
enfants, c'est à la mère qu'il appartient d'habituer
son nourrisson à s'acquitter régulièrement de cette
fonction.

Quant aux enfants un peu plus âgés, on peut les
partager en trois catégories : d'abord ceux qui sont
paresseux de se lever aux premiers avertissements
du besoin ; ensuite ceux qui dorment si profondément que la sensation qui précède le besoin n'est pas
assez forte pour les réveiller ; enfin ceux qui sous
l'influence du besoin d'uriner sont dans un état

de somnolence rêvant qu'ils pissent contre un mur ou un buisson, et pissent effectivement, ce qui arrive assez rarement.

Les deux premières espèces peuvent constituer une véritable infirmité, qui se traite au moyen de pilules belladonées, un demi-centigr. d'extrait et un centigr. de poudre par pilule. On en prend une chaque soir pendant la première semaine, deux pendant la seconde, et ainsi de suite jusqu'à guérison, après quoi on revient à une tous les soirs. Les toniques, les douches froides suivies de frictions, les bains de mer, les distractions sont aussi d'excellents moyens à employer. Ce traitement demande à être suivi pendant quelque temps afin de ne pas s'exposer à récidive.

Quand l'incontinence d'urine est nocturne, elle se guérit généralement mieux chez les enfants par la belladone que par la noix vomique; c'est le contraire quand elle est tout à la fois diurne et nocturne. Pour un enfant de 7 à 8 ans on peut donner : teinture de noix vomique 40 gouttes, ergotine 3 gr., sirop de limon, 20 gr.; on en fait prendre une demi-cuillerée à midi et une cuillerée le soir en se couchant, dit le Dr Dupasquier.

Quelquefois, c'est l'âcreté de l'urine qui irrite la vessie et produit l'incontinence d'urine, laquelle est d'autant plus âcre et irritante qu'elle est moins abondante. Dans ce cas, les tisanes diurétiques sont naturellement indiquées ; et par précaution c'est dans la matinée ou vers midi qu'il faut les faire prendre, afin qu'elles produisent leur effet dans la soirée et non pendant la nuit. Il sera bon d'ajouter à ces tisanes un peu de graine de lin pour les rendre plus adoucissantes. Quelquefois l'incontinence se produit sous l'influence d'un état nerveux, et alors on fait prendre avantageusement une dose de bromure de potassium. Une rétention d'urine peut être parfaitement bien suivie d'une incontinence plus ou moins prolongée, provenant de la fatigue causée à la vessie par les efforts qu'elle a dû faire pendant la rétention. Il en est de même et pour une raison analogue chez les calculeux, soit parce que la vessie irritée par les calculs se contracte à l'arrivée de l'urine, soit parce que le col de la vessie épuisé par des contractions incessantes finit par se paralyser.

Elle est souvent la suite de différentes maladies, comme fièvre typhoïde, congestion cérébrale, etc. Quelquefois l'urine s'échappe involontairement et d'une manière continue sans que la vessie soit pleine, soit parce qu'il y a paralysie du col, soit que le corps de la vessie éprouve un état de contraction continue.

Indigestion. — Trouble passager des fonctions digestives, survenant ordinairement quelques heures après l'ingestion d'aliments trop copieux, ou mangés à contre-cœur, ou de mauvaise qualité, ou par suite de mauvaise disposition de l'estomac, ou enfin sous l'influence de quelque cause étrangère physique ou morale qui arrête subitement le travail de l'estomac.

Elle s'annonce par un sentiment de gêne, de pesanteur, de malaise, de rapports acides et encore de ballonnement du ventre. Quelquefois, à ce symptôme se joignent du dégoût, des nausées, des vomissements. Dans les cas plus graves, il survient des phénomènes cérébraux, tels que somnolence, coma, symptômes de congestion, menaces d'apoplexie, les nerfs de l'estomac réagissant sur le cerveau, et de la sorte une simple indigestion peut présenter du danger ; mais en général et ordinairement, l'indigestion est courte et sans danger. Dès le début, on essaye de rétablir la régularité de la digestion au moyen de quelque infusion aromatique stimulante, (comme camomille romaine, menthe, mélisse, thé, feuilles d'oranger), à laquelle on peut ajouter quelques gouttes d'éther, anis, pastilles de Vichy à la menthe ou encore un peu de liqueur spiritueuse, la Chartreuse, etc. Aux personnes nerveuses, on donnera de préférence la camomille et le tilleul. Quelques applications chaudes sur la région épigastrique produisent souvent un très bon effet.

Si ces moyens ne suffisent pas, et que le vomissement ne vienne pas naturellement, il faut le provoquer pour décharger l'estomac et au besoin les intestins, car souvent il y a évacuation alvine en même temps.

Après le vomissement, il ne reste qu'à remettre l'estomac en bonne disposition, ce qui se fait au moyen de la diète et de quelque boisson adoucissante et légèrement aromatique au goût et au gré du malade.

Si c'est dans le canal intestinal plutôt que dans l'estomac que la digestion a été troublée, aux infusions ci-dessus on ajoute quelque application chaude et calmante, ou des lavements.

Dans les cas graves où le cerveau est atteint, il convient généralement d'administrer quelque lavement et d'appliquer quelque révulsif externe en attendant l'arrivée du médecin.

Lorsque l'indigestion dépend d'une mauvaise disposition de l'estomac, comme gastrite, dyspepsie, etc., il faut commencer par traiter ces maladies.

Inflammation. — De l'afflux trop considérable du sang dans une partie quelconque de l'organisme résultent ou l'inflammation ou la congestion.

Dans toute inflammation, il y a : douleur forte aiguë, ou sourde et profonde, selon le degré de sensibilité de l'organe ; gonflement ou tuméfaction plus ou moins vive, et enfin chaleur appréciable à la main qui touche la partie atteinte, mais sensible surtout pour le malade.

Elle reçoit des noms variés, terminés ordinairement en *ie* ou en *ite*, et tirés de l'organe envahi : ainsi celle du tissu cellulaire, qui est la plus franche, se nomme phlegmon ; celle des doigts, panaris ; celle des organes parenchymateux, hépatite, pneumonie, néphrite ; celle des vaisseaux et glandes lymphatiques, lymphangite, adénite ; celle des vaisseaux sanguins, artérite, phlébite ; celle des os, ostéite, carie ; celle des membranes muqueuses, bronchite, entérite, dyssenterie, métrite, vaginite, vulvite, leucorrhée ; celle des membranes séreuses, méningite, pleurésie, péritonite ; celle de l'estomac, gastrite ; du cerveau, cérébrite ; des articulations, arthrite, etc.

Lorsque l'organe enflammé joue un rôle important dans les fonctions vitales, comme le poumon, le foie, l'intestin, etc., ou lorsque l'inflammation occupe une certaine étendue, il y a ordinairement de la fièvre. Un état de gonflement avec rougeur, mais sans douleur ni chaleur ni fièvre, constitue la congestion ou afflux, dans une partie, d'une quantité de sang plus grande que de coutume.

Les causes de l'inflammation sont très nombreuses et variées ; les plus fréquentes sont des violences extérieures, comme : blessures, plaies, contusions, chutes, brûlures, les irritants de toute nature, les accès de colère, de chagrin, etc.

Suivant la nature des différents tissus et organes qu'elle envahit, tissu cellulaire, parenchymateux, fibreux, nerveux, membranes muqueuses, séreuses, os, etc., l'inflammation présente de grandes différences sous le rapport de son intensité, de sa marche, de sa durée, de ses effets, de sa terminaison et de son traitement.

Elle est susceptible de plusieurs modes de terminaison : 1° la *résolution*, c'est-à-dire la disparition graduelle et insensible de la chaleur, douleur, rougeur et des liquides épanchés qui rentrent dans la circulation : c'est la terminaison la plus favorable et par conséquent celle qu'on doit s'efforcer d'obtenir ; — 2° la *métastase* désigne la disparition du mal, mais en même temps son transport sur un autre organe ou un autre endroit du même organe : cette terminaison n'est pas sans danger lorsqu'elle se fait sur quelque organe important : les rhumatismes, gouttes, névralgies, dartres, sont les affections qui se déplacent le plus volontiers et dont les métastases sont le plus à redouter ; — 3° la *suppuration* a lieu lorsque le travail inflammatoire est devenu un abcès qui s'est ouvert à l'extérieur de manière à permettre la sortie et évacuation du pus ; — 4° la *résorption purulente* ou absorption par les veines ou les vaisseaux capillaires du pus qui résulte du travail inflammatoire et qui, n'ayant pas eu son issue au dehors, rentre et se disperse dans le torrent de la circulation au risque d'infecter l'économie et de causer les plus graves désordres : c'est une terminaison très dangereuse ; — 5° l'*induration*, c'est-à-dire l'endurcissement et la persistance du tissu enflammé ; — 6° la *gangrène* ou mortification de ce même tissu. Cette dernière terminaison n'est pas non plus sans danger.

L'inflammation peut être aiguë ou chronique. Lorsqu'elle est aiguë, elle est toujours accompagnée de fièvre, et par conséquent son traitement consiste dans l'emploi des antiphlogistiques ainsi que des fébrifuges, c'est-à-dire diète, boissons aqueuses, tempérantes, émissions sanguines, cataplasmes émollients, calmants, etc.

Dans les inflammations externes, les sangsues sont préférables à la saignée parce qu'elles dégorgent les vaisseaux capillaires qui sont le siège principal du stimulus morbide ; dans l'inflammation des organes intérieurs, la saignée produit un effet meilleur et plus prompt.

Quand l'inflammation diminue dans ses symptômes, chaleur, rougeur, douleur, et que le gonflement ou l'induration persistent, il faut alors employer les résolutifs, fondants, ou astringents, en topiques, lotions, frictions, pommades.

L'inflammation chronique réclame les révulsifs à la peau, les vésicatoires, cautères, les purgatifs.

Quelques modifications doivent être apportées à ce traitement général de l'inflammation, suivant son siège ainsi que suivant la composition des tissus envahis. L'inflammation du tissu cellulaire doit être combattue vigoureusement par la saignée et surtout les sangsues, afin d'éviter, si possible, la suppuration ; celle des parenchymes exige aussi les antiphlogistiques actifs, la saignée surtout. Il en est de même de celle des vaisseaux artériels. L'inflammation des veines réclame aussi les antiphlogistiques, saignées, sangsues, émollients. Il faut agir ici énergiquement et promptement pour éviter la suppuration qui serait mortelle. L'inflammation des membranes muqueuses est favorablement modifiée par les topiques astringents, substitutifs ou caustiques, mais on ne peut les appliquer qu'aux yeux, aux fosses nasales, au vagin, à l'urètre. Lorsque l'inflammation se complique de diphtérie, les émollients sont plus nuisibles qu'utiles; il faut recourir aux astringents, aux acides, aux caustiques même.

Insolation ou coup de soleil. — C'est l'effet produit sur une partie quelconque d'un être vivant par l'action d'un soleil très ardent. Quand il s'agit d'un membre ou d'une partie du trenc, c'est une sorte d'érysipèle ; mais si c'est sur la tête, il en résulte souvent une affection cérébrale intense qui doit être combattue promptement par la saignée et par tous les moyens antiphlogistiques ainsi que par les révulsifs. Une insolation à la tête présente toujours un grand danger.

Insomnie ou impossibilité de dormir. — Tantôt elle est calme et paisible, tantôt elle est accompagnée de malaise et d'agitation. Elle existe tout naturellement dans certaines maladies qui causent des douleurs très aiguës, coliques hépatiques, néphrétiques, goutte, rhumatisme, etc., à la suite de vives émotions agréables ou pénibles, de préoccupations, de chagrins, etc.

Naturellement, il faut en combattre la cause pour la faire cesser. Dans le cas où elle serait la suite de grandes souffrances, c'est au sirop de chloral qu'il faudrait recourir; si c'est une simple irritation nerveuse, c'est au bain ou au bromure de potassium à la dose d'un à quatre grammes, suivant l'âge, dans une infusion de tilleul, mais à condition qu'il n'y ait pas quelque affection du cœur ou du cerveau. Si elle est causée par l'usage de certaines substances excitantes, il faut renoncer à l'usage de ces substances.

Quand l'insomnie est habituelle et ne dépend pas

d'une maladie, il faut recourir aux calmants : une cuillerée de sirop diacode dans une infusion de tilleul au moment de se coucher, une ou deux pilules de cynoglosse, un grand bain pris dans la soirée, un exercice modéré dans la journée de manière à amener une légère fatigue : tels sont les principaux moyens qu'on peut essayer.

Si c'était un excès de fatigue qui causât l'insomnie, on aurait recours aux grands bains et aux antispasmodiques.

Iode. — Antiscrofuleux, fondant, détersif, révulsif, exerçant une action spéciale et énergique sur les glandes, qu'il atrophie, ainsi que sur les vaisseaux lymphatiques, dont il augmente l'action absorbante. On l'emploie surtout sous forme de teinture : à l'intérieur, 5 à 10 gouttes matin et soir dans un peu de tisane de feuilles de noyer ou de houblon. Il est bon alors d'y ajouter un peu d'iodure de potassium, 5 gr. par exemple pour 40 de teinture d'iode dans 200 gr. d'eau dont on peut prendre une cuillerée à café deux fois par jour. On peut aussi en faire un sirop en mélant, à froid, 20 gouttes de teinture alcoolique d'iode dans 30 gr. de sirop de sucre. On en donne, par jour, de 15 à 120 gr.

Le *Journal de médecine et de chirurgie pratique* dit : La teinture d'iode donnée à la dose de 12 gouttes (c'est la dose pour adultes), dans un demi-verre d'eau sucrée toutes les 8 heures, ne le cède en rien à la quinine dans le traitement des fièvres intermittentes.

On lit dans le même journal : Quand la médication ferrugineuse ne réussit pas dans certaines formes de chlorose ; lorsque le fer, sous diverses formes, employé avec prudence et persévérance, paraît décidément inutile ou nuisible, M. Trastour, de Nantes, prescrit la solution suivante, que nous avons déjà indiquée à propos du traitement du rhumatisme chronique : Iode 1 gr., iodure de potassium 10 gr., eau distillée 300 gr., une cuillerée à café (cuiller de fer) aux deux repas dans un verre d'eau rougie.

A l'extérieur, on se sert de la teinture d'iode en badigeonnages, dans les engorgements lymphatiques, les tumeursde toute nature, ainsi que dans le goitre : toutefois, dans ce dernier cas, c'est plus particulièrement la pommade qu'on emploie.

La teinture d'iode est employée par beaucoup de médecins, dit le Dr Dehaut, pour le pansement des mauvaises plaies, des fistules. On en met une cuillerée à café dans un verre d'eau dont on imbibe des compresses ou de la charpie.

Coton iodé. — Au moyen d'un procédé particulier, on est parvenu à fixer l'iode sur le coton, qui fournit alors un révulsif : on l'applique sur la partie où on veut amener la chaleur et on le recouvre d'un morceau de toile cirée ou de taffetas gommé pour empêcher les vapeurs d'iode de s'échapper.

Iodure de fer (Proto-). — Excellent médicament qui participe à la fois des propriétés de l'iode et du fer, très employé contre les scrofules, la phtisie, la leucorrhée, le rachitisme. On le donne ordinairement en sirop (de trois à cinq cuillerées par jour au moment des repas), ou en pilules, à la dose de trois à quatre par jour, également au moment des repas. Les pilules de Blancard sont une bonne préparation.

Iodure de plomb. — Résolutif, fondant ; employé à l'extérieur dans les engorgements scrofuleux. 1 gramme pour 8 grammes d'axonge.

Iodure de potassium. — Altérant, dépuratif, résolutif très employé contre les scrofules, tumeurs indolentes et engorgements chroniques.

A l'intérieur, on le fait prendre aux repas, c'est-à-dire tout avant le repas, à la dose de 50 centigr. à 2 et même 4 grammes par jour dans du lait, de l'eau rougie, du café, une infusion dépurative, comme saponaire, pensée sauvage, feuilles de noyer, houblon, etc.

Il est possible qu'au début on éprouve quelque malaise, qui disparaîtra avec le temps à moins que l'on ne préfère diminuer la dose, ou étendre la solution.

A l'extérieur, on l'emploie en pommade, 2 à 4 grammes pour 30 d'axonge (on peut ajouter 1 gramme d'iode, contre le goître), les tumeurs, engorgements, etc. — L'iodure de potassium ne doit pas être pris en même temps que le chlorate de potasse.

Ipécacuanha ou simplement, par abréviation, Ipéca. — Vomitif, expectorant, suivant la dose et les cas. Il exerce particulièrement son action sur la muqueuse bronchique. C'est le vomitif, par excellence, moins sûr, mais plus doux que l'émétique. Aussi bien on lui associe très volontiers un peu d'émétique, 50 centigrammes par exemple, pour assurer son action. Comme vomitif, on le donne ordinairement en poudre à la dose de 1 ou 2 grammes délayés dans deux verres d'eau tiède qu'on prend à un quart d'heure d'intervalle. Et si cela ne suffit pas, on recommence. Si on lui associe l'émétique, il convient de faire prendre la dose en trois fois à un quart d'heure d'intervalle; et si la troisième reprise n'est pas nécessaire, c'est-à-dire si l'effet désiré est obtenu, on ne la prend pas. L'abondance des boissons tièdes favorise les vomissements; on donne ordinairement l'infusion de camomille.

Chez les enfants, l'ipéca se donne en sirop à la dose d'une cuillerée à café ou à soupe, suivant l'âge et la force de l'enfant. Si on n'avait pas de sirop d'ipéca, on mélangerait de la poudre à un sirop d'oranger, de violettes ou tout autre, qu'on ferait prendre par cuillerée à café jusqu'à effet suffisant.

Trousseau et Pidoux disent: « Il y a peu de médecins qui sachent voir dans l'ipéca autre chose qu'un vomitif. » A la vérité, si on le donne à haute dose, tous ses effets spéciaux se perdent dans son action émétique. C'est pourtant un tonique du poumon et de l'intestin, mais qu'on n'éprouve qu'en l'administrant à faibles doses.

Ivresse. — Ensemble des phénomènes, quelquefois joyeux, quelquefois tristes, toujours honteux, que détermine l'abus des boissons fermentées à partir du moment où elles commencent à troubler la raison, à étourdir la volonté, jusqu'à celui où elles amènent le délire, un sommeil involontaire et même la mort. Quelques gouttes, une dizaine, d'ammoniaque dans un verre d'eau sucrée ou de café très fort et sans sucre diminuent les effets de l'ivresse.

J

Jaunisse. — (V. *foie*).

Joubarbe. — Elle pousse communément sur les toits. Ses feuilles, seule partie employée, sont légèrement astringentes. C'est un remède populaire contre les cors : on les dépouille de leur cuticule, puis on les applique sur les points malades. Leur suc mélangé avec de l'eau et du miel constitue un bon collutoire contre les aphtes et le muguet. Elles sont également utiles dans les cas de coupures et de brûlures, etc.

Il est encore une joubarbe cultivée dans les jardins et dont les feuilles sont beaucoup plus grandes ; on les emploie avantageusement pour faire sortir la sérosité des contusions : pour cela, on enlève la cuticule de la partie inférieure de la feuille et on l'applique sur la contusion.

Jusquiame. — Toute la plante a une odeur forte, vireuse et désagréable ; elle est très vénéneuse. Elle jouit de propriétés analogues à celles de la belladone. Ses feuilles sont douées de propriétés plus énergiques que la racine ; les semences sont plus actives encore.

On donne la poudre de feuilles de jusquiame à la dose de 5 à 30 centigrammes et même 40 en augmentant peu à peu. On fait aussi avec les feuilles des cataplasmes et des infusions narcotiques. Mais c'est l'extrait de jusquiame qui est le plus employé ; on ne l'administre d'abord qu'à la dose de 2 à 5 centigrammes qu'on peut ensuite augmenter peu à peu.

K

Kermès minéral. — Produit pharmaceutique brun marron, léger, insoluble dans l'eau et l'alcool. On l'emploie comme expectorant, mais à très petites doses, de 5 à 20 centigrammes par jour : autrement il deviendrait émétique ; on le délaye dans une infusion pectorale de violette ou d'hysope. On l'emploie aussi et de la même manière comme contro-stimulant, mais à la dose de 30 à 60 centigrammes. Il rend de grands services dans la pneumonie et la bronchite capillaire. Il peut quelquefois déterminer des nausées, des vomissements ; il faut en cesser l'administration aussitôt qu'on aperçoit une dépression notable.

L

Lait. — Liquide blanc, opaque, alcalin, d'une saveur douce et agréable, sécrété par les glandes mammaires des animaux qui forment la première classe du règne animal, les mammifères. Il contient 80 à 90 parties d'eau pour 100 ; une substance azotée, caséine ; une substance grasse, beurre ; une matière sucrée particulière, lactose ou sucre du lait qui donne au lait son goût douceâtre ; et des sels divers. Abandonné à lui-même, il se sépare en trois parties principales. L'une vient à la surface et forme la crème ; une autre, d'abord en dissolution dans le lait, forme le caseum, fromage ; enfin la troisième, le serum (petit-lait), est un liquide jaunâtre, limpide, d'une saveur aigrelette, constitué par de l'eau tenant en dissolution des matières salines et une substance particulière appelée sucre de lait.

Le lait résume et renferme toutes les qualités d'un aliment complet. Il est beaucoup plus nourrissant qu'on ne le croit ordinairement. Il nourrit sans exciter, et produit des effets analogues à ceux des mucilagineux ; mais il ne convient pas à tous les tempéraments, ni à tous les organes digestifs. Il convient en général aux sujets nerveux, à ceux qui ont abusé dans leur alimentation des stimulants et des irritants. Il s'emploie journellement dans le régime diététique des malades affectés de névroses, goutte, gastrite, hydropisie, etc, Il est contraire aux tempéraments lymphatiques, scrofuleux, ainsi qu'aux personnes habitant des lieux bas et humides.

Laitue. — C'est une plante potagère, douce, saine, de facile digestion, rafraîchissante, émolliente, calmante et légèrement narcotique. La décoction, de 30 à 60 gr. par litre d'eau, peut fournir une boisson fort utile contre la constipation, les embarras gastriques et les douleurs d'entrailles accompagnées d'irritation. Dans ce dernier cas, on peut aussi l'employer en lavements. La décoction des feuilles, légèrement sucrée et aromatisée avec un peu d'eau de fleurs d'oranger, est calmante et adoucissante. Le bouillon de veau aux laitues est un remède excellent pour favoriser les évacuations,

Lorsqu'elle est arrivée à son complet développement, elle rend, à la moindre incision, un suc blanc semblable au lait (d'où lui vient son nom), un peu amer et un peu visqueux, qui se concrète sur la plante en prenant une couleur brune. Il est connu sous le nom de lactucarium et employé pour produire un effet calmant sans risquer les inconvénients de l'opium. La laitue vireuse est plus narcotique que toutes les autres espèces ; son extrait, à la dose de 4 à 8 gr. par jour, a été préconisé comme sédatif.

Laurier blanc ou **Ortie blanche.** — On emploie les sommités fleuries, à la dose de 10 à 20 gr. par litre d'eau à prendre 3 fois par jour en deux tasses chaque fois, contre la leucorrhée. Il est nécessaire d'en continuer l'usage pendant quelque temps. L'ortie blanche est aussi utile comme diurétique, ainsi que contre les crachements de sang et les pertes utérines.

Laudanum de Sydenham. — Un des calmants

les plus employés. C'est un vin d'opium composé, dont une vingtaine de gouttes renferment 5 centigrammes d'opium purifié ou 60 centigr. d'opium brut, et pèsent 75 centigr. Il renferme du safran, auquel il doit son odeur et la propriété de faire des taches jaunes.

Le laudanum de Sydenham se mesure par gouttes, et s'emploie tant à l'intérieur qu'à l'extérieur. A l'intérieur, on peut en donner de 5 à 15 gouttes par jour, mais en deux ou trois fois, dans une infusion, une potion, un peu d'eau sucrée, etc., lorsqu'il s'agit de calmer quelque grande souffrance intérieure. Si on se proposait d'en obtenir du sommeil, il faudrait le prendre au moment de se coucher.

A l'extérieur, les doses sont très variées. On l'associe à quantité de médicaments qu'on veut rendre calmants, la glycérine, les lavements, les cataplasmes, le cérat, la vaseline, etc. On s'en sert pour le pansement des plaies, des brûlures, en un mot contre tout ce qui représente l'élément douleur.

Outre le laudanum de Sydenham qu'ordinairement on nomme simplement laudanum, il y a aussi le laudanum de Rousseau, qui est plus énergique et doit se donner à une dose moitié moindre.

Laurier-cerise. — Calmant, sédatif, antispasmodique, correctif.

L'infusion des feuilles ou l'eau distillée est utile dans les affections nerveuses, les palpitations du cœur, les inflammations superficielles ou traumatiques de la peau, les brûlures, contusions, douleurs, engorgements laiteux des mamelles, les hémorroïdes. On donne 1 ou 2 feuilles par tasse, associées à 2 ou 3 feuilles d'oranger. Appliquées par leur côté luisant sur les plaies douloureuses, les feuilles de laurier-cerise calment assez promptement les douleurs et hâtent la cicatrisation.

Mais c'est surtout l'hydrolat ou eau distillée qu'on emploie à la dose de 8 à 15 gr. comme véhicule de potions calmantes ou antispasmodiques; 5 à 20 gr. en potions contre la toux de la phtisie ou en lotions contre le prurit de la peau; 2 à 5 gr. comme correctif agréable.

L'hydrolat de laurier-cerise, comme d'ailleurs l'essence d'amandes amères, ainsi que tous les composés cyaniques, a pour effet de détruire les odeurs animales. Mais il ne faut pas oublier qu'il forme, avec le calomel, du cyanure de mercure très vénéneux.

Lavement, appelé encore clystère. — Injection ou introduction d'un liquide, par l'anus, dans le rectum et le gros intestin, au moyen d'une seringue, d'un clysopompe ou d'un irrigateur. Il s'emploie très utilement dans des intentions très diverses, par exemple, pour désobstruer, rafraîchir, purger, tonifier, nourrir, etc. D'où on peut distinguer deux sortes de lavements : le simple et le médicamenteux.

Le lavement simple se prend en général pour désobstruer, débarrasser, rafraîchir, tonifier l'intestin ; l'eau froide pure et simple suffit à produire cet effet. On peut même la rendre plus douce au moyen de quelque émollient ou d'un peu d'huile.

On appelle médicamenteux les lavements qui sont composés de substances médicamenteuses ou qui en tiennent en dissolution. Ils sont astringents, antiseptiques, émollients, calmants, suivant les substances qui les composent.

En général, un lavement se prend tiède ; s'il y a des coliques, il se prend chaud ; s'il s'agit de tonifier l'intestin, il se prend froid. Le volume varie selon la capacité et la susceptibilité de l'intestin, ainsi que selon le but que l'on veut atteindre. Si on veut simplement désobstruer, on le prendra volumineux et il sera promptement rendu. Si, au contraire, on veut qu'il soit gardé, comme les lavements médicamenteux, il faut le proportionner à la capacité et susceptibilité de l'intestin, ce qui s'apprend par expérience.

Un lavement médicamenteux doit être gardé, et pour cela il faut d'abord n'employer qu'une petite quantité de liquide. De plus, si l'intestin n'a pas été vidé depuis peu de temps, il est bon de commencer par donner un lavement simple abondant, et d'attendre qu'il soit rendu avant de donner le lavement médicamenteux.

Lavement laxatif. — Eau simple froide avec 60 grammes de sel de cuisine.

Lavement laxatif. — Huile de ricin et miel commun, 30 gr. de chacun, décoction de guimauve 300 gr.

Lavement purgatif. — Sulfate de soude 30 gr., décoction de guimauve 500 gr.

Lavement purgatif. — Séné 8 gr., eau 500, faire infuser 1/2 heure et ajouter sulfate de soude 30 gr.

Lavement antispasmodique. — Contre dysménorrhée et coliques utérines. Racine de valériane 10 gr., eau bouillante 200, faire infuser, passer, et ajouter laudanum Sydenham 10 gouttes.

Lavement calmant. — Décoction émolliente ou de guimauve 250 gr., laudanum Sydenham 0,60 centigr. S'il y a diarrhée, on ajoute amidon 16 gr. Pour calmer les douleurs siégeant dans le bas ventre, on met 5 à 6 gouttes de laudanum dans un très petit lavement qu'il faut tâcher de ne pas rendre. On peut donner 3 ou 4 de ces lavements dans les 24 heures.

Lavement astringent contre la diarrhée. — Tannin 1 gr., eau 300, laudanum 6 gouttes.

Lavement fébrifuge. — Sulfate de quinine 3 à 10 décigr., eau 60 gr., acide sulfurique, quelques gouttes pour dissoudre le sel ; mêler le tout à 125 gr. d'eau tiède. On peut ajouter un peu de laudanum pour que l'intestin le garde plus facilement. Ou bien on peut remplacer le laudanum par une décoction d. têtes de pavot.

Laxatifs. — On donne ce nom à des médicaments qui produisent un effet purgatif très doux et sans irriter les intestins; leur action se borne à un simple relâchement du ventre : tels sont la mauve, le miel, les huiles grasses, la casse, les pruneaux, le tamar indien, le lin, le ricin, etc.

Leucorrhée. — Maladie particulière à la femme, appelée encore fleurs blanches, pertes blanches, catarrhe utérin, résultant d'une inflammation plus ou moins intense de la muqueuse de l'utérus ou du vagin. Elle peut avoir pour cause l'habitation à la ville ou dans un lieu froid et humide, le tempérament lymphatique, la malpropreté, l'anémie, etc. Il faut chercher à connaître cette cause et à la faire cesser.

En général, un régime tonique, pilules ferrugineuses, particulièrement celles de Blancard, des tisanes d'aunée, d'absinthe, de fleurs d'ortie blanche, etc., ainsi que des soins de propreté et des injections émollientes ou astringentes, suffisent la plupart du temps pour amener la guérison.

Les injections, soit de propreté soit médicamenteuses, ne doivent pas être chaudes, mais plutôt froides. On peut les rendre antiseptiques au moyen de l'acide phénique, du coaltar, du goudron, calmantes en y ajoutant du laudanum, etc. On prendra particulièrement pour astringents le tannin, l'alun, les roses de Provins, les feuilles de noyer...

Lichen d'Islande. — Sorte de mousse dont on peut obtenir, par décoction, un principe tonique amer et un principe mucilagineux, émollient, béchique et expectorant très employé dans les différentes affections de la poitrine. On l'emploie en décoction à la dose de 15 à 25 grammes et même plus par litre d'eau ; ou encore sous forme de gelée.

Si on le fait bouillir dans l'eau pendant peu de temps, on obtient une tisane amère, tonique et fébrifuge. Si on veut l'utiliser comme béchique, émollient et expectorant, on commence par verser dessus de l'eau bouillante ; après une demi-heure, on rejette le liquide et ensuite on fait bouillir pendant longtemps. On prend le décocté par tasse, matin et soir, pur ou mélangé avec du lait.

Lierre terrestre. — Tonique, stimulant, béchique, expectorant, vulnéraire. Il porte principalement son action sur les organes respiratoires ; aussi son infusion facilite l'expectoration dans les catarrhes pulmonaires chroniques, l'embarras des bronches, l'asthme humide. On l'emploie à la dose de 10 à 25 grammes de sommités, à peine fleuries, par litre d'eau qu'on prend par tasse, pure ou coupée avec du lait, ou avec une décoction de figues, si on veut, dans les cas de rhumes et bronchites.

A l'extérieur, on le pile et on le fait macérer dans du vinaigre, contre les contusions et les foulures. On l'associe également à d'autres vulnéraires.

Lin. — La graine, seule partie usitée en médecine, est très mucilagineuse et très fréquemment employée tant à l'extérieur qu'à l'intérieur contre le genre inflammation. Tantôt on en fait une décoction pour servir de tisane, lotion, injection, etc.; tantôt on la réduit en farine pour préparer des cataplasmes émollients qu'on peut, à volonté, rendre calmants, astringents, antiseptiques, etc.; tantôt enfin on en extrait une huile qu'on emploie soit comme laxative, en potion, soit comme émolliente, en onctions ou liniments qu'on peut rendre, comme les cataplasmes, calmants, astringents, etc.

Liniment. — Préparation médicamenteuse destinée à être employée en onctions ou en frictions. Ils ont pour base une huile ou un corps gras, et peuvent être calmants, astringents, stimulants, antispasmodiques, émollients, etc. On les applique à l'aide de la main, soit nue, soit munie d'un morceau d'étoffe qui est le plus souvent de la laine ou de la flanelle.

Il est bon, après une friction, de recouvrir avec un morceau d'ouate ou de flanelle ou mieux de taffetas gommé, toile cirée, la partie frictionnée, surtout lorsqu'il s'agit de liniments très volatils, afin d'en empêcher l'évaporation et d'obliger le médicament à pénétrer la partie frictionnée. On peut aussi appliquer sur cette même partie un cataplasme ou émollient, en rapport avec le liniment.

Liniment calmant, contre douleurs névralgiques ou autres, et très souvent utile même sur les parties enflammées : Huile d'olives 30 gr., laudanum Sydenham 4 à 8 grammes.

Liniment. — Huile d'amandes douces 60 grammes, camphre 4 gr., laudanum Sydenham 4 à 8 grammes.

Liniment stimulant, employé aussi contre les douleurs névralgiques ou rhumatismales : Essence de térébenthine 30 gr., huile d'œillette ou d'olives 60 grammes.

Liniment excitant : Baume Opodeldoch ou de Fioraventi.

Liniment irritant : Huile de croton 1 gr., huile blanche 60 grammes.

Liniment volatil ammoniacal, contre rhumatismes : Huile d'amandes douces ou huile camphrée 9 gr., ammoniaque liquide 1 gramme. On emploie encore contre les rhumatismes le liniment ammoniacal térébenthiné ainsi composé : Essence de térébenthine 15 gr., liniment ammoniacal 90 gr.

Lis blanc. — Les oignons de lis blanc cuits et réduits en pulpe forment un cataplasme maturatif et résolutif. Les fleurs macérées dans l'huile d'olives sont bonnes contre les gerçures du mamelon. On les fait aussi macérer dans l'eau-de-vie et on les emploie contre les coupures ou plaies.

Lotions. — Action de laver une partie quelconque du corps avec un liquide simple ou médicamenteux qui porte lui-même le nom de lotion. Sur les parties extérieures, les lotions se pratiquent en imbibant un linge ou une éponge qu'on promène doucement ou qu'on exprime de plus ou moins haut.

S'il s'agit de plaies qu'on veut nettoyer du pus qu'elles renferment, il faut exprimer le linge ou l'éponge d'un peu haut.

Les lotions qui se font dans les cavités prennent différents noms : on les appelle gargarismes pour la bouche et la gorge ; collyres pour les yeux ; lavements pour la partie inférieure de l'intestin ; injections quand le liquide doit pénétrer dans d'autres cavités naturelles ou accidentelles.

Outre la propreté qu'on peut obtenir au moyen d'une lotion à l'eau simple ou savonneuse, les lotions produisent encore des effets très différents et très variés, en rapport avec les substances médicamenteuses très différentes et très variées qui entrent dans leur composition : car elles peuvent être astringentes, antidartreuses, antispasmodiques, émollientes, calmantes, excitantes, résolutives, etc.

Loupe. — Tumeur circonscrite, indolente, mobile, siégeant sous la peau et susceptible d'acquérir un volume plus ou moins considérable. Lorsque les humeurs qui la constituent sont enfermées dans une poche ou sac membraneux, la tumeur prend le nom de kyste, ou on dit qu'elle est enkystée. Généralement, elles relèvent de la chirurgie; cependant la loupe du genou et d'autres encore cédent la plupart du temps à des compresses de chlorhydrate d'ammoniaque continuées pendant un temps plus ou moins long, à la teinture d'iode ou à la pommade iodée iodurée.

Lumbago. — C'est un rhumatisme des muscles lombaires, c'est-à-dire une douleur plus ou moins vive éprouvée à la région des reins par le redressement du tronc ou par l'effort pour soulever un fardeau. Il demande à être traité comme les douleurs rhumatismales, repos, chaleur, calmants, vésicants au besoin.

On donne aussi le nom de lumbago à une douleur vive dans la région des reins à la suite d'un effort plus ou moins insignifiant ou considérable. Il cède volontiers aux mêmes moyens que ci-dessus.

Lycopode. — Excellent dessiccatif employé pour saupoudrer les surfaces érythémateuses chez les enfants et les empêcher de s'écorcher. L'amidon au tannin a la même propriété.

M

Magnésie calcinée. — Antiacide, absorbant, laxatif.

Comme antiacide, c'est un contrepoison des acides ; on la fait prendre dans un peu d'eau sucrée.

Comme absorbant, on l'emploie de la même manière à la dose de 0,75 à 1 gr. dans les aigreurs d'estomac et les dyspepsies ; et dans ce cas, on lui associe volontiers le sous-nitrate de bismuth.

Comme laxatif, on la donne à la dose de 3 à 6 gr. On lui associe un peu de poudre de rhubarbe.

Sulfate de magnésie. — Un des purgatifs les plus employés à la dose de 20 à 50 gr. dans deux verres d'eau qu'on prend à une demi-heure d'intervalle, le matin à jeun. Une tasse de bouillon aux herbes, prise au moment où la purgation commence à produire son effet, ne peut qu'en favoriser l'action.

Matricaire. — Plante commune dans les jardins, tonique, fébrifuge, antispasmodique, emménagogue, répandant une odeur forte et désagréable, d'une saveur amère piquante très prononcée. La plupart du temps on lui donne le nom de camomille ; ses usages, en effet, sont ceux de la camomille, avec cette différence qu'elle lui est préférable lorsqu'il faut agir plus particulièrement sur l'utérus dont les fonctions sont ralenties ou suspendues par défaut de ton et de vitalité générale, et également quand il faut combattre les névroses comme hystérie, migraine, spasmes, etc. On l'emploie en infusion, 4 à 10 gr. de fleurs sèches pour 1 litre d'eau, — ou en poudre, 1 à 4 gr. dans du vin, du miel, etc.

Mauves. — Toutes les mauves sont, comme la guimauve, particulièrement adoucissantes, émollientes et pectorales et, comme telles, d'un usage très fréquent tant à l'intérieur qu'à l'extérieur. Ce sont les feuilles et les fleurs qu'on emploie dans les mauves : elles sont plus émollientes que celles de la guimauve ; mais, par contre, on néglige la racine qui est beaucoup plus ligneuse et moins mucilagineuse que celle de la guimauve. L'infusion des fleurs, adoucie avec du miel, constitue une boisson très utile dans les maladies inflammatoires aiguës : on s'en sert avec avantage dans les inflammations du poumon, des reins, de la vessie, dans la pleurésie, l'angine, la gastrite, etc. ; on s'en sert en lavements pour combattre la constipation et calmer les coliques. On en prépare des gargarismes adoucissants très utiles dans les aphtes ; on l'applique en collyre sur les yeux, atteints d'inflammation. Enfin la décoction est appliquée avec avantage soit en fomentations, soit en cataplasmes sur les tumeurs inflammatoires telles que furoncles, panaris et sur les plaies et ulcères compliqués d'inflammation douloureuse.

Mélilot. — Les sommités fleuries sont émollientes et résolutives. On les emploie, 10 à 15 grammes par litre d'eau bouillante, en lotions contre l'inflammation des yeux et en boisson contre celle de l'utérus et des reins. La plante fraîche, bouillie, peut fournir un cataplasme émollient résolutif contre les tumeurs enflammées.

Mélisse. — Tonique, stimulante, antispasmodique,

elle ranime les fonctions de l'estomac, remonte les forces générales, stimule les actions vitales, et, par là, est très propre à dissiper les indispositions, vertiges, migraines, syncopes, etc.

L'eau de mélisse des Carmes est universellement connue, c'est une préparation très bonne et surtout très commode : il suffit d'en mettre quelques gouttes dans un peu d'eau sucrée ou simplement sur un morceau de sucre.

Menthe crépue ou frisée : d'une odeur fragrante très agréable et d'une saveur chaude, aromatique, elle est tonique, stimulante, stomachique, cordiale. Elle est utile dans les atonies, flatuosités, spasmes, coliques, etc. On l'emploie aussi à l'extérieur en fomentations ou cataplasmes pour hâter la résolution des tumeurs, et sur les seins pour dissiper le lait après le sevrage.

Menthe poivrée : d'une saveur très aromatique, chaude, poivrée et camphrée, laissant dans la bouche une sensation de frais très prononcée, elle contient une huile essentielle très abondante et une grande quantité de camphre. On l'emploie comme tonique, stimulante, antispasmodique, emménagogue, dans les gastralgies, palpitations, tremblements nerveux, coliques, etc.

Ményanthe ou trèfle d'eau. — Ses feuilles, d'une amertume franche et très prononcée, s'emploient à la dose de 15 à 30 grammes par litre d'eau comme toniques, antiscorbutiques, antiscrofuleuses ; mais il faut que les voies digestives ne soient le siège d'aucune inflammation.

Mercuriale. — Cette plante, très commune dans les jardins, appelée vulgairement *foirolle*, s'emploie pour préparer des lavements purgatifs à la dose de

50 grammes par litre d'eau. Elle sert aussi à préparer le miel de mercuriale qui sert au même usage, à la dose de 60 grammes par litre d'eau.

Miasmes. — On donne ce nom à tous les fluides qui, se dégageant de différents corps, sont tenus en suspension dans l'air, et, par l'intermédiaire de la respiration ainsi que de l'absorption cutanée, exercent sur l'organisme, chacun selon sa nature et à sa manière, une influence plus ou moins pernicieuse. Ces émanations se dégagent de la terre, des marais, des substances en décomposition, du corps de certains malades, pour pénétrer dans le corps d'individus non malades, etc. Un certain nombre de maladies en effet : coqueluche, grippe, typhus, variole, rougeole, etc., se communiquent et se propagent par des miasmes. Il est donc très important de se prémunir autant que possible contre ces sources de maladie, et on peut y réussir par l'emploi des antiseptiques.

Microbes. — A cette question des miasmes se rattache naturellement celle des microbes, qui sont regardés comme les germes des maladies contagieuses ou épidémiques.

Ce sont des infiniment petits qui vivent et se multiplient en se fractionnant. On les observe à l'aide d'un puissant microscope, un peu partout, mais surtout dans tout ce qui a fermenté ou subi une sorte de décomposition; l'air et l'eau sont les principaux véhicules de leur dissémination. Les antiseptiques ont la propriété de les détruire. On emploie volontiers le chlorure de chaux et l'acide phénique; le lysol, dit-on, est bien autrement énergique et d'un maniement plus facile : ce qui n'empêchera pas de prendre certaines précautions qui sont toujours bonnes, comme, par exemple, des soins hygiéniques et de propreté bien entendus, habiter un appartement sain et bien aéré, ne pas fréquenter les personnes atteintes de la maladie contagieuse, ou, si on est obligé de le faire, ne pas y aller à jeun, se laver les mains avec quelque antiseptique ou en répandre sur ses vêtements, fumer une cigarette de camphre ou de tabac, désinfecter les déjections des malades et les enfouir ensuite assez profondément, etc.

Miel. — Il est employé comme médicament adoucissant et laxatif : en vertu de cette dernière propriété, il doit être préféré au sucre par les personnes sujettes à la constipation. On s'en sert pour édulcorer les tisanes, gargarismes, etc. On l'emploie aussi en application sur les plaies et brûlures pour les soustraire au contact de l'air. Délayé dans cinq fois son poids d'eau, il donne, par la fermentation, l'hydromel ou boisson stimulante qui peut remplacer le vin et la bière. Il sert à préparer le miel mercurial : suc de mercuriale non dépuré et miel à parties égales qu'on fait cuire en consistance de sirop et qu'on emploie en lavements à la dose de 30 à 100 gr. comme purgatif. Le miel rosat, très usité comme astringent, se prépare avec un infusé de pétales de roses rouges ou de Provins ajouté à du miel qu'on fait cuire.

Migraine. — On donne ce nom à une douleur superficielle ou profonde n'occupant qu'un côté de la tête, sujette à retours plus ou moins périodiques et se compliquant quelquefois de troubles des fonctions gastriques, mais ne présentant aucun danger. Ses causes sont variées ; et ici comme ailleurs, la première indication est de chercher à découvrir la cause afin de la combattre. En tout état de cause, le repos absolu, l'isolement, l'obscurité aussi complète que possible sont toujours utiles.

Si la migraine est accidentelle, provenant de quelque écart de régime, d'une tension extraordinaire de l'esprit, de veilles prolongées, elle peut être soulagée par une tasse de café, une infusion de thé, d'oranger, édulcorée avec un peu de sirop de morphine. Quelques personnes sont soulagées par des compresses d'eau sédative; d'autres, par le vinaigre ou l'éther respiré ou versé goutte à goutte comme réfrigérant sur le point douloureux. D'autres encore sont soulagées par l'antipyrine, deux ou trois doses d'un gramme chacune à deux ou trois heures d'intervalle. Une purgation ou un vomitif suffit quelquefois pour la faire cesser, surtout quand l'estomac est embarrassé et la langue chargée.

Si la migraine était névralgique, quelques granules d'aconitine seraient naturellement indiqués; — si elle était périodique ou régulière dans ses retours, ce serait au sulfate de quinine qu'il faudrait recourir.

Le système de purgation du D⟨r⟩ Dehaut pourrait amener, à la longue, une guérison ou une amélioration dans bien des cas.

Millefeuille. — Tonique, amère, stimulante, antispasmodique, astringente. Son infusion, sommités fleuries, 10 à 20 gr. par litre d'eau, est utile dans certaines affections nerveuses accompagnées de l'inertie de l'estomac et de l'intestin ou d'une débilité générale chez les sujets lymphatiques soumis à un mauvais régime; dans la leucorrhée ainsi que les hémorragies utérines. Les feuilles pilées et appliquées sur les coupures et plaies passent pour cicatrisantes. On l'utilise encore dans les contusions internes causées par des coups, chutes ou accidents, et alors on l'associe au plantain, au lierre terrestre et à l'eupatoire à la dose d'environ 4 gr. de chaque plante, qu'on fait bouillir dans un litre d'eau.

Millepertuis. — L'infusion des sommités à peine fleuries, 15 à 30 gr. par litre d'eau, est utile dans les catarrhes pulmonaires chroniques et également dans le catarrhe de la vessie, du vagin et de l'urètre, dans la leucorrhée sans irritation intérieure très prononcée. Dans les affections de la poitrine, on lui associe avantageusement l'aunée (la racine) et le lierre terrestre.

Les fleurs, qu'on doit recueillir un peu avant leur complet épanouissement, et les feuilles, macérées dans l'huile d'olive, constituent un vulnéraire très propre à favoriser la cicatrisation des plaies simples et des ulcères. On les regarde aussi comme efficaces en frictions résolutives sur les contusions et les tumeurs ainsi que sur le siège des douleurs rhumatismales. On pourrait lui associer le camphre.

Morphine. — Médicament tiré de l'opium, ainsi nommé pour rappeler sa propriété dormitive. C'est sous forme de chlorhydrate qu'il est le plus fréquemment employé tant à l'intérieur qu'à l'extérieur, lorsqu'il s'agit de calmer de violentes douleurs sur lesquelles les autres calmants n'ont pas d'action. On l'emploie à la dose d'un ou deux centigrammes par jour en potion, sirop, pommade, liniment, ou en injections sous-cutanées.

Morsures — On en distingue de deux sortes : les unes ne sont pas autre chose qu'une simple blessure ou plaie; les autres sont un moyen d'introduire dans le corps un venin ou virus. Il sera question de ces dernières aux mots *piqûres*, *vipère*, *rage*.

La morsure qui n'est qu'une simple blessure ressemble à une piqûre, à une coupure ou à une contusion, suivant que l'objet qui l'a produite est pointu, tranchant ou plat.

La plupart du temps, il suffit d'appliquer un vulnéraire quelconque ou une compresse d'eau salée froide, ou d'eau blanche, ou d'eau cicatrisante.

Si la morsure provenait d'un animal qu'on puisse soupçonner d'être enragé, il faudrait agir comme il sera dit au mot *Rage*.

Mort. — L'homme n'est sur la terre qu'en passant. Il meurt au bout d'un certain temps ; et la mort, en rendant à l'âme son indépendance et sa liberté, abandonne le corps à l'action des lois physiques qui le décomposent et n'en laissent bientôt plus de traces. L'homme ne meurt pas toujours de la même manière ; le plus souvent, il succombe à un accident ou à une maladie, c'est la mort accidentelle. Plus rarement il succombe par le seul effet de l'âge, c'est la mort naturelle ou sénile.

Le but de la médecine et surtout de l'hygiène est d'arriver à ce que les hommes ne meurent plus que de leur mort naturelle.

La mort accidentelle peut arriver lentement, rapidement, ou subitement.

Les signes auxquels on reconnaît que la mort est bien réelle sont les suivants : la respiration prend fin, le cœur cesse de battre, la face devient cadavéreuse, le globe de l'œil s'affaisse, le corps se refroidit, la peau devient livide, les membres se raidissent, la putréfaction commence.

Morve. — Maladie des chevaux dont la gravité est bien connue dans les campagnes ; elle est caractérisée par un écoulement nasal qui coïncide avec une altération du sang, par une éruption pustuleuse, purulente, par des abcès sous-cutanés, etc. Il ne faut pas perdre de vue que cette terrible maladie peut être communiquée du cheval à l'homme, avec toute sa gravité et son incurabilité; d'où il suit que les personnes qui doivent approcher des chevaux malades de la morve, doivent prendre les plus grandes précautions pour éviter le contact de cette humeur contagieuse.

Mousse de Corse. — Vermifuge qu'on donne en poudre à la dose de 4 grammes, ou en décoction à la dose de 8 à 30 grammes pour 1 litre d'eau.

Moutarde. — On en distingue de deux sortes, la blanche et la noire. La graine de moutarde blanche, prise à la dose de 1 ou 2 cuillerées à bouche, 15 à 30 grammes avant le repas ou le soir en se couchant, procure des évacuations naturelles sans coliques, et par là active et facilite la digestion.

La moutarde noire nous fournit une farine qui sert à préparer les sinapismes ainsi que les bains de pieds sinapisés.

Muguet. — Voir *Aphtes*.

Muqueuses. — Tous les organes creux qui communiquent avec l'extérieur sont garnis d'une peau plus fine que celle de l'extérieur. C'est cette peau fine qu'on nomme muqueuse. Elle est nasale, buccale, intestinale, etc., selon l'endroit où elle siège. Son inflammation s'appelle catarrhe.

N

Narcotiques. — Médicaments qu'on emploie pour procurer du sommeil et calmer certaines douleurs violentes en diminuant l'activité des propriétés vitales ainsi que l'action cérébrale. Ils sont fournis principalement par la belladone, l'aconit, datura, jusquiame, morelle noire, opium. Ce dernier est celui des narcotiques dont l'emploi est le mieux étudié et le plus fréquent. Ils prennent le nom de *sédatifs* ou calmants, quand ils servent à ralentir le cours trop rapide de la circulation et les mouvements trop vifs des organes ; celui d'*anodins* quand ils font cesser la douleur, et celui d'*hypnotiques* quand ils procurent du sommeil. A trop forte dose, ils produisent ce qu'on appelle de leur nom générique le narcotisme, c'est-à-dire un engourdissement général par congestion du cerveau, des vertiges, des nausées, un état d'ivresse ou d'apoplexie. En cas d'empoisonnement (V. ce mot) par un narcotique quelconque, après les vomitifs, s'il y a lieu, et les lavements fortement purgatifs, on donne de fortes décoctions de café noir et des stimulants.

Nausées. — Dégoût causé par certains aliments, ou première atteinte du besoin de vomir. On les dissipe quelquefois au moyen d'une tasse de thé, camomille, menthe, oranger, ou avec quelques gouttes d'une liqueur forte aromatique : rhum, cognac, chartreuse, eau des Carmes, alcool de menthe, etc. Si ces moyens sont insuffisants, on recourt à un vomitif ou à un purgatif.

Nécrose. — Etat d'un os, ou portion d'os, privé de la vie ; et pareillement mortification d'un tissu quelconque. La nécrose est pour les os ce qu'est la gangrène pour les parties molles. Quand la portion nécrosée est isolée ou séparée de l'os dont elle vient, elle prend le nom de séquestre.

Les os sont susceptibles de s'enflammer ou d'être blessés plus ou moins fortement de plus d'une manière, et quelquefois la conséquence de ces accidents est la mort d'une portion de l'os affecté. Lorsque cette mort se produit dans la portion spongieuse des os située près des jointures, elle prend le nom de carie.

Dans les parties nécrosées ou cariées, il y a production de pus qui forme un abcès. Si cet abcès se referme après s'être ou avoir été ouvert, il s'en forme un autre. S'il ne se referme pas, le pus sort au fur et à mesure de sa production ; et on a une fistule osseuse par laquelle doit sortir, au moyen d'un très long temps, la partie de l'os qui est morte, à moins qu'une opération chirurgicale ne la fasse sortir en un instant.

Lorsque la suppuration présente une odeur fétide, il faut nettoyer le fond de la plaie ; et pour cela après avoir fait pénétrer, par le trajet fistuleux, au moyen d'une petite seringue, un liquide émollient qu'on fait ressortir en pressant légèrement, on fait de la même manière une injection médicamenteuse à l'eau phéniquée, coaltar, eau de goudron, teinture d'iode, etc. On entretient sur la partie atteinte des cataplasmes émollients, calmants, antiseptiques, etc. ; on fait usage de pommade camphrée ou iodée, et on évite avec grand soin de fatiguer la partie malade.

Quant au régime du malade, il va sans dire qu'il sera dépuratif et tonique aussi fortement que possible.

Néphrite. — Inflammation des reins, c'est-à-dire des organes chargés d'éliminer du sang, au moment de sa formation, les matériaux impropres à sa bonne constitution.

On distingue la néphrite simple, albumineuse et calculeuse.

Néphrite simple. — Elle se présente sous forme de douleur lombaire sourde, accompagnée d'un peu de fièvre et de changement dans l'urine. Quelques précautions hygiéniques, la diète, le régime lacté, et quelques tisanes diurétiques suffisent pour la faire disparaître assez promptement.

Néphrite albumineuse. — V. albuminurie.

Néphrite calculeuse. — V. calculs rénaux, gravelle.

Névralgie. — Nom générique d'un certain nombre de maladies dont le symptôme est une douleur vive, exacerbante, se faisant sentir sur le trajet d'une branche nerveuse et de ses ramifications sans lésion apparente appréciable, et causée ordinairement par un froid humide. Tous les organes qui reçoivent des nerfs sensitifs peuvent être le siège de névralgies. De là cette variété d'affections douloureuses : otalgie, odontalgie, céphalalgie, gastralgie, etc.

On emploie ordinairement ou le plus souvent, contre les névralgies, les bains de vapeur à la belladone et au genièvre, les cataplasmes calmants, les sinapismes, la morphine, le chloral, l'aconitine, les révulsifs, les vésicatoires, etc. Pour ces derniers, on préfère les vésicatoires volants multiples, et on les saupoudre de cinq centigrammes de sulfate de morphine.

Si la névralgie est simple, on emploie les calmants, particulièrement l'injection hypodermique de morphine, ou bien un mélange, à parties égales, de sirop de chloral et de sirop de morphine dont on donne trois cuillerées par jour; des pilules de Méglin ou d'aconitine, etc.

La névralgie faciale et l'odontalgie cèdent assez volontiers à des bains de vapeur de genièvre, de belladone, ou aux pilules d'aconitine à 1 milligr. (2 à 4 par jour à une heure d'intervalle.)

Si la névralgie est intermittente et périodique comme une fièvre, on donne le sulfate de quinine associé à la morphine. Si elle a pour cause l'anémie, avec laquelle elle est liée très fréquemment, il faut traiter l'anémie.

Souvent aussi, elle a pour cause quelque vice du sang qu'il est bon de purifier au moyen du système dép.... et purgatif.

Néo-Sciatique ou névro-sciatique. — C'est une névralgie du nerf sciatique et de ses divisions, sans aucune lésion ; on n'aperçoit ni gonflement, ni rougeur, et la santé générale n'en est pas troublée. Elle est surtout causée par le froid-humide, le rhumatisme et la goutte. Le remède le plus sûr est une injection hypodermique, ou, à son défaut, une cuillerée matin et soir de la formule suivante donnée par le Dr Dupasquier: Teinture de semences de colchique 15 grammes, teinture de scille 8 grammes, sirop de morphine 140 gr.

Nitrate ou Azotate de potasse, sel de nitre, salpêtre. — Diurétique fondant, tempérant, antiscorbutique, selon les cas. Sel formé naturellement à la surface des murs humides et du sol, dans les lieux habités par l'homme et les animaux. C'est par l'évaporation des lessives des plâtras qu'on l'obtient pour le besoin des arts ainsi que de la médecine, qui l'emploie comme diurétique à la dose de 2 gr. par litre de tisane diurétique et par jour.

Noix de galle. — Excroissance qui se développe sur la feuille de chêne à la suite de la piqûre de certains insectes. C'est un astringent très employé et très énergique.

Noyer. — Antiscrofuleux, détersif, astringent. Toutes ses parties sont antiscrofuleuses, riches en tannin et employées aussi comme astringentes. Les feuilles de noyer en décoction à la dose de 60 à 200 grammes dans un litre d'eau bouillante, sont administrées en injections vaginales avec succès, contre les diverses formes de leucorrhée. Le brou de noix est utile pour le pansement de toutes les plaies, simples ou compliquées. Il se prépare en faisant infuser dans l'alcool à 70° du brou ou quelques noix très jeunes. (Alcool 2, brou 1.)

On l'emploie également pour les gastralgies.

Si l'on veut y ajouter du sucre, on aura une liqueur digestive qui n'est pas à dédaigner.

O

Obésité. — C'est un embonpoint excessif provenant d'un développement extrême du tissu adipeux, sous l'influence du repos ainsi que d'une nourriture copieuse et succulente. Certaines personnes y ont une prédisposition héréditaire.

Dès que se manifeste une disposition à cette infirmité, il faut lui opposer les moyens suivants : alimentation peu abondante et peu succulente, composée principalement de végétaux herbacés ou de viandes blanches, réduire la boisson au minimum possible et exclure particulièrement la bière, éviter les occupations sédentaires ainsi qu'un sommeil prolongé, prendre beaucoup d'exercice, jusqu'à la fatigue inclusivement ; recourir de temps en temps à la purgation. Ces moyens doivent être employés avec persévérance.

Œdème. — Gonflement sans rougeur ni tension ni douleur, cédant à la pression du doigt et en conservant l'impression pendant quelque temps, formé par de la sérosité infiltrée dans le tissu cellulaire. L'absence du symptôme inflammation distingue l'œdème du phlegmon. Lorsque le gonflement œdémateux est général, il constitue l'anasarque. (Voir ce mot et Hydropisie.)

Oignon. — En médecine, dit Bossu, il est excitant, diurétique, expectorant, incisif. Comme diurétique et lithontriptique, il doit être pris en quantité considérable, aux repas, assaisonné de toutes les façons, ce qui paraît avoir réussi à plusieurs graveleux. Ou mieux, on en prend le suc à la dose de 60 à 120 gr. Ce bulbe est adoucissant, pectoral; on en prépare des tisanes béchiques et un sirop qu'on donne dans les rhumes, les catarrhes et autres inflammations de la poitrine.

A l'extérieur, l'oignon s'emploie de plusieurs manières; on peut s'en servir comme de l'ail, quoiqu'il soit beaucoup moins actif, pour opérer une révulsion à la plante des pieds : ce moyen se trouvant partout sous la main, mérite d'être noté.

L'oignon cuit est très usité dans les campagnes, pour cataplasmes émollients maturatifs sur les furoncles, les panaris, les abcès froids, etc.

ŒIL. — Une des maladies auxquelles l'œil est sujet, porte le nom de conjonctivite, c'est-à-dire inflammation de la muqueuse qui tapisse l'intérieur des paupières et les relie au globe de l'œil. Si cette inflammation est bornée à la face interne des paupières, elle porte le nom de blépharite; si elle s'étend au globe de l'œil, elle constitue l'ophtalmie.

La conjonctivite est caractérisée par une injection de la membrane et un gonflement en rapport avec l'intensité de la rougeur, sensation de lourdeur et de chaleur à l'œil, de picotement, de poussière, de sable dans l'œil. Un collyre astringent, entre autres le collyre Saint-Clair, suffit généralement pour la faire disparaître en peu de temps. On peut favoriser son action au moyen d'une purgation, de bains de pieds au sel ou à la cendre, de quelques sinapismes, ou, au besoin, d'un vésicatoire. Une application d'eau blanche sur les paupières produit aussi un bon effet. L'infusion de mélilot, bluet, sureau, roses, plantain, laitue, l'eau de vigne, ne sont pas non plus à dédaigner.

Il arrive encore souvent qu'une sorte de nuage, plus ou moins étendu et épais, vient encombrer la prunelle et gêner la vue. Lorsque ce n'est pas un commencement de cataracte, on réussit à le dissiper au moyen d'un collyre au chlorhydrate de quinine, une ou plusieurs purgations, quelques bains de pieds au sel ou à la cendre et quelques mouches de Milan appliquées à la partie supérieure de la poitrine, aux environs de la clavicule.

Les autres maladies de l'œil demandent les conseils éclairés d'un médecin.

Œufs. — La composition chimique d'un œuf est absolument la même que celle du sang. Les œufs constituent donc un aliment très réparateur et de plus presque tout digéré : à la condition toutefois de les prendre simplement chauds ou peu cuits.

Le procédé le plus simple consiste à pratiquer un petit trou à chaque extrémité et à sucer lentement. Un autre procédé consiste à battre les œufs dans de l'eau avec addition de sucre et d'eau de fleurs d'oranger. On pourrait remplacer l'eau par du vin sucré.

L'eau albumineuse, c'est-à-dire dans laquelle on a délayé quelques blancs d'œufs, 2 à 5 par litre, est très utile dans les cas de diarrhée et aussi comme alimentation en guise de tisane.

Onguents. — Nom générique de médicaments destinés à être employés à l'extérieur, comme les cérats et les pommades; ils sont principalement composés de résine unie à différents corps gras ou huileux.

Les principaux sont : l'onguent d'althœa : huile de

mucilage, térébenthine, résine élémi et cire jaune, il s'emploie comme détersif et siccatif ;

L'onguent digestif : térébenthine, 60 gr., jaunes d'œufs nº 2, huile de millepertuis, 15 gr. Légèrement excitant, on l'étend sur des plumasseaux de charpie, pour favoriser la suppuration des plaies ;

L'onguent gris ou mercuriel simple : axonge 500, mercure 65. En onctions pour détruire la vermine ;

L'onguent mercuriel double, ou parties égales de mercure et d'axonge. Très employé en onctions ou frictions à la dose de 1 à 4 gr. par jour comme anti-siphylitique ; de 4 à 16 gr. comme fondant, altérant, sur les glandes, les phlegmons diffus, les rhumatismes aigus.

Opium. — Si on fait une légère incision à une tête ou à une simple feuille de pavot un peu avant sa maturité, il en découle un liquide blanc comme du lait. Recueilli et évaporé, ce liquide laisse un produit solide qui est l'opium.

C'est le calmant par excellence de tout ce qui s'appelle douleur, et un excellent hypnotique. Malheureusement, son maniement est très délicat et demande de grandes précautions.

Les principales préparations contenant de l'opium et les plus fréquemment employées sont : le laudanum, les pilules de cynoglosse, le diascordium, la morphine, le sirop diacode, la codéine, etc.

L'empoisonnement par l'opium demande généralement à être traité, après les vomissements voulus, par le café noir. Le Dr Dehaut fait observer que le pavot, laudanum et opium sont encore plus dangereux en lavements que donnés par le haut.

Opodeldoch. — Baume à demi solide employé en frictions dans les entorses et les douleurs rhumatismales.

Oranger. — Le suc de son fruit est tempérant et rafraîchissant : on en prépare une sorte de limonade agréable et utile dans les maladies inflammatoires en général.

L'écorce de l'orange amère sert à préparer un sirop très usité.

Les fleurs de l'oranger répandent une odeur aromatique très agréable ; elles sont légèrement stimulantes ; on les emploie fréquemment soit en infusion, soit comme eau distillée dans les cardialgies, les coliques, les indispositions, etc. Les feuilles sont plus usitées encore que les fleurs ; on en prépare une infusion tonique, aromatique, antispasmodique, qui est utile, avant le repas, contre la débilité de l'estomac et de l'intestin et, après, pour faciliter la digestion.

Oreille. — Parmi les nombreuses maladies qui peuvent affecter cet instrument de l'ouïe si délicat et si compliqué, notons premièrement un écoulement ou suppuration chronique de l'intérieur de l'oreille qu'on cherche à guérir au moyen d'injections d'abord émollientes (afin de nettoyer et adoucir le conduit auditif) et ensuite médicamenteuses ; les feuilles de bouillon blanc cuites dans du lait peuvent fournir des injections émollientes. Quant aux autres, elles seront composées généralement de glycérine ou d'huile d'amandes douces phéniquée.

On ferme ensuite le tuyau de l'oreille avec une boulette de coton imbibée au besoin du liquide médicamenteux.

Douleurs d'oreille. — Si elles ne sont pas accompagnées des signes de l'inflammation, rougeur, chaleur, gonflement, ni de suppuration, il est bien probable qu'elles sont névralgiques ou rhumatismales. On les fera disparaître au moyen de quelque calmant, particulièrement la glycérine laudanisée introduite dans le conduit auditif au moyen d'une boulette de coton.

S'il y avait suppuration et qu'elle fût de nature dartreuse, il faudrait ne chercher à la guérir que lentement et au moyen d'un système purgatif et dépuratif genre Dehaut.

Si la douleur a pour cause une inflammation, on lui oppose les émollients calmants, au besoin en compresses souvent renouvelées. Des sinapismes ou révulsifs aux extrémités sont souvent très utiles.

Oreillons. — Gonflement inflammatoire du tissu lamineux qui entoure la glande parotide. Ils sont souvent idiopathiques et affectent les enfants surtout dans les saisons froides et humides; d'autres fois ils sont symptomatiques.

Les premiers règnent quelquefois épidémiquement, mais ils sont ordinairement bénins et disparaissent par résolution au bout de quelques jours de repos. Le repos, des boissons délayantes ou diurétiques, le soin de tenir chaudement les parties affectées, au besoin un peu de pommade camphrée, suffisent pour amener une terminaison heureuse. Si quelque engorgement indolent persistait, on emploierait pour le faire disparaître les pommades iodées ou quelque friction avec un liniment volatil comme : ammoniaque liquide 4 gr., huile d'olive ou d'amandes douces 32 grammes.

Orgelet ou Orgeolet. — Petite tumeur inflammatoire, genre furoncle, qui se développe près du bord libre des paupières avec douleur plus ou moins vive. Quelques applications émollientes, soit comme cataplasmes, soit comme compresses, en préparent l'ouverture et par là même la guérison.

Origan. — Stimulant stomachique, expectorant,

aromatique qu'on utilise très avantageusement tant à l'intérieur qu'à l'extérieur. On l'emploie contre les glaires, l'atonie des voies digestives, les affections catarrhales, les maux de tête, la diarrhée, en cataplasmes, lotions, fomentations résolutives, etc.

Orpin. — L'orpin commun ou joubarbe des vignes, *sedum telephium*, a des feuilles très charnues et très mucilagineuses ; écrasées, elles fournissent un tonique émollient qu'on peut utiliser en applications sur les tumeurs hémorroïdales ainsi que sur les plaies, blessures, coupures pour en favoriser la cicatrisation.

Comme on ne peut s'en servir qu'à l'état vert, on les fait macérer dans l'huile pour les conserver.

Il y a encore l'orpin âcre, *sedum acre*, dont les feuilles et fleurs jaunes contiennent un suc qui, à la dose de 15 à 30 grammes, est fortement émétique et purgatif, pouvant même causer l'inflammation de l'estomac.

Oseille. — Les feuilles d'oseille servent à préparer des bouillons rafraîchissants et laxatifs d'une saveur aigrelette due à l'oxalate de potasse qu'elles renferment en assez grande quantité. Aussi sont-elles l'antidote des substances âcres dont elles neutralisent promptement les effets.

On les emploi . pour l'extérieur, en cataplasmes maturatifs sur les tumeurs scrofuleuses.

P

Palpitations. — Les palpitations, ou battements de cœur plus fréquents ou plus forts et plus étendus qu'ils ne doivent l'être, ont pour cause, lorsqu'elles sont continues, une lésion physique de quelque partie du cœur. Et alors il ne faut pas compter sur une guérison radicale, mais se contenter de les modérer, notamment au moyen de la digitale qui est le plus puissant sédatif du cœur, soit comme teinture, soit comme digitaline : on en cessera l'usage lorsqu'on aura obtenu l'effet désiré, pour le reprendre en pareille occurrence. Mais le plus souvent ces palpitations ne sont qu'intermittentes et viennent de l'anémie ou de quelque affection nerveuse. Dans le premier cas, on emploiera les toniques, les ferrugineux, etc. ; et dans le second, c'est le bromure de potassium qu'il faudra leur opposer, ainsi qu'un traitement antispasmodique. On ne devra faire usage de boissons excitantes comme vin, café, thé, etc., qu'avec une grande modération.

Panaris. — Inflammation siégeant généralement à l'extrémité des doigts, et causée souvent par quelque piqûre ou foulure. Elle peut être superficielle, ou bien s'étendre profondément jusqu'à l'os lui-même. Si elle est légère ou superficielle, on se contente de lui opposer des cataplasmes émollients pour favoriser la suppuration, qui alors s'établit et cesse promptement ; c'est ce qui a lieu pour le panaris qui entoure l'ongle à sa racine et que pour cela on appelle volontiers tourniole, vireux, mal blanc. Mais souvent elle attaque les parties profondes du doigt et devient alors très grave ; elle envahit la main et même le bras et cause de violentes douleurs : le doigt est gros, rouge, luisant, lourd, souvent il y a fièvre, insomnie, etc. Dès le début il faut entourer le doigt d'une couche d'épervière des murailles macérée dans l'huile d'olive et couvrir la main de cataplasmes émollients froids ou à peine tièdes et très fréquemment renouvelés : faire prendre à la main des bains émollients, également dans les mêmes conditions, trois ou quatre fois par jour, la tenir élevée au moyen d'un suspensoir. Si l'inflammation ne se termine pas, et au bout d'assez peu de temps, par résolution ou suppuration, il y a lieu de croire qu'il se forme ou s'est formé un abcès profond avec pus auquel il faut donner issue aussi promptement que possible au moyen d'une incision ou débridement ; on procède ensuite à des pansements réguliers et antiseptiques.

Paralysie. — Abolition ou diminution du mouvement qui a pour cause, la plupart du temps, quelque lésion du cerveau ou de la moëlle épinière, à la suite, par exemple, d'hémorragies, de violences extérieures, de troubles de la nutrition, de froid, etc.

On en distingue plusieurs variétés : on appelle hémiplégie, la paralysie limitée à la moitié du corps et affectant un seul côté ; elle est le résultat d'un épanchement du sang dans le cerveau. La paraplégie se borne aux membres inférieurs du corps. Il y a aussi une paralysie locale, c'est-à-dire bornée aux nerfs de quelques muscles seulement.

Le traitement varie selon les causes et consiste principalement dans l'emploi des stimulants et excitants de toute espèce, soit généraux, soit locaux, et en particulier de l'électricité.

Parasites. — On comprend sous ce nom soit des végétaux soit des animaux, et ils sont nombreux, visibles ou invisibles, qui naissent et se développent tant à l'extérieur qu'à l'intérieur d'un être vivant.

Ceux qui naissent et vivent à la surface de la peau portent le nom général d'épizoaires, et les autres celui d'entozoaires : l'acarus de la gale, les poux, les teignes, les vers intestinaux, le muguet, etc., sont des parasites qui peuvent occasionner des maladies quelquefois très graves, et que, par conséquent, il importe d'empêcher aussi complètement que possible, tant par des soins de propreté générale que par les moyens appropriés à chaque espèce parasitaire.

Pariétaire. — Comme son nom l'indique, la pariétaire vient volontiers dans les terrains calcaires, au pied ou dans les fentes des vieux murs. Elle est émolliente, rafraîchissante et surtout diurétique, d'un emploi très fréquent dans l'hydropisie, l'ardeur ou âcreté de l'urine, la gravelle, les coliques néphrétiques, la rétention d'urine, soit en tisanes soit en cataplasmes, etc.

Parisette. — Appelée encore herbe à 4 feuilles parce que sur une hampe de 0,15 à 0,25 centimètres se développent 4 feuilles d'un vert glauque du milieu desquelles, sur une courte continuation de la hampe, s'élève une fleur d'un vert jaunâtre à laquelle succède un fruit noirâtre. La parisette, dont l'odeur vireuse et narcotique est assez désagréable, croît ordinairement dans les bois froids, ombragés et humides. Elle est très connue des bûcherons qui font macérer ses feuilles dans l'huile de chènevis et les appliquent sur les coupures, sur les contusions et surtout sur les piqûres.

Patience. — La racine, qui est la seule partie usitée en médecine, est réputée tonique, dépurative et diaphorétique. On l'administre en décoction, dans la débilité des voies digestives, les engorgements lymphatiques, la jaunisse et les affections dartreuses, lorsqu'il s'agit de purifier la masse du sang.

Pavot. — Le pavot a une odeur nauséabonde et une saveur amère et âcre : on emploie ses capsules ou têtes comme calmant, anodin, narcotique, pour remplacer l'opium, qui n'est que le suc épaissi fourni par les capsules du pavot blanc auquel on pratique, en temps voulu, des incisions d'où découle en plus ou moins grande abondance un liquide laiteux.

L'opium est le type des narcotiques. A forte dose, il produit la somnolence, le coma, le collapsus moral et physique, parfois des nausées, des vomissements, des mouvements convulsifs, etc.

Les capsules de pavot doivent se récolter un peu avant leur complète maturité; les graines ne sont d'aucune utilité. On les emploie en décoctions, injections, lavements, fomentations.

L'infusion des capsules de pavot est employée à l'intérieur contre les rhumes, douleurs d'estomac, coliques, affections nerveuses, etc. Le laudanum Sydenham n'est qu'un vin d'opium composé.

Pectoral. — On donne ce nom à tout ce qui se rapporte à la poitrine. On appelle en particulier fleurs pectorales un mélange de fleurs de violettes, mauve, guimauve, coquelicot et bouillon blanc, auxquelles on peut ajouter, entre autres, les fleurs de primevère, tussilage, lierre terrestre, hysope, la réglisse et le capillaire. Les fruits pectoraux sont un mélange de figues, jujubes, dattes et raisins. La gomme arabique unie au sucre forme la base des pâtes et sirops pectoraux. Tous ces remèdes calment l'irritation des voies respiratoires qui est la cause immédiate de la toux.

Pensée sauvage. — C'est un excellent dépuratif qu'on emploie en décoction.

Pepsine. — Substance qui a pour propriété et pour fonction de digérer la viande. On en fait usage à la dose de 0,50 à 1 gr. après chaque repas dans du pain azyme, de la confiture, des pruneaux, ou délayée dans du vin lorsque, pour une raison ou pour une autre, l'estomac est incapable de digérer de lui-même.

Peptones. — Éléments alimentaires ou nutritifs digérés artificiellement, de manière qu'ils sont assimilables sans aucun travail de la part de l'estomac. Les peptones peuvent être administrées par la bouche, ou même par l'intestin, en lavements.

Perchlorure de fer liquide. — Astringent hémostatique puissant, prompt et sûr. Il jouit de la propriété de coaguler le sang, — avec cette particularité, c'est qu'un excès de perchlorure le ramène à l'état liquide. On peut l'employer à l'intérieur dans les différentes affections hémorragiques à la dose d'une quinzaine de gouttes dans une potion ; toutefois il faut prendre garde de le mélanger à des substances qui pourraient l'altérer : le mieux est de s'en tenir à l'eau simple sucrée et aromatisée avec un peu d'eau de fleurs d'oranger. Pour l'extérieur, on l'étend d'un peu d'eau.

Péritoine. — On donne ce nom à la membrane séreuse qui tapisse la face interne des parois de l'abdomen ainsi que la face externe des organes qui y sont renfermés et qui, par la substance onctueuse qu'elle secrète, facilite leurs différents mouvements.

Péritonite. — Lorsqu'il y a inflammation (par suite de violences extérieures, coups, chutes, plaies, sous l'influence du froid ou de toute autre cause), d'une partie plus ou moins étendue du péritoine, il en résulte une maladie très douloureuse et souvent très grave qui réclame un traitement antiphlogistique et énergique, dirigé et suivi par un médecin.

Persil. — Diurétique, emménagogue, antilaiteux, résolutif. Comme diurétique, on emploie la racine fraîche en décoction à la dose de 20 à 60 gr. par litre d'eau.

C'est des graines du persil qu'on retire l'apiol qui est un puissant emménagogue, soit pour rappeler les périodes manquant depuis quelque temps, soit pour les régulariser dans le cas de dysménorrhée par irrégularité, insuffisance ou difficulté d'écoulement avec tranchées et douleurs abdominales. Il s'administre à la dose de 0,20 à 0,50 centigr. par jour pendant la huitaine qui précède l'époque présumée.

A l'extérieur, les feuilles de persil sont résolutives : on les applique sur les engorgements laiteux des mamelles et également pour faire passer le lait des nourrices ; sur les contusions, ecchymoses, coupures, seules ou broyées dans de l'eau-de-vie. Le suc de persil (ou la feuille écrasée) est bon aussi dans les cas de piqûres, soit d'abeilles, soit de guêpes, en application sur les points douloureux.

Phtisie. — V. Pneumonie.

Pied d'alouette. — Insecticide, anesthésique, astringent, rubéfiant. Employé comme insecticide contre les *pediculi pubis* sous forme d'infusion faite à froid dans du vinaigre, 3 parties de fleurs et 100 de vinaigre en macération pendant 36 heures. Deux lavages ont détruit insectes et œufs. Ce liquide a également une action anesthésique très marquée ; il est en outre excitant, astringent et légèrement rubéfiant. A ces divers titres, il a plus d'un point de contact avec l'acide phénique et l'iodoforme.

Piloselle. — « J'ai vu plusieurs fois, dit Cazin, une forte décoction aqueuse de cette plante agir assez puissamment sur les reins pour faire rendre des graviers ».

Piqûres. — La gravité d'une piqûre dépend de l'instrument qui la produit, de sa profondeur, de la nature de l'organe atteint et de l'état de santé de l'individu blessé. Si l'instrument piquant est un un corps propre et régulier, comme une épingle, aiguille, épine, la blessure n'est pas dangereuse par elle-même ; il y aurait plus de danger si l'instrument était irrégulier ou malpropre. Si la piqûre avait atteint un organe profond, un vaisseau, le foie, etc., ce serait à un médecin à en apprécier la gravité.

Dans le cas de piqûre par épine, surtout si elle est profonde, il peut se faire qu'une partie du corps piquant soit restée dans la plaie où elle cause une douleur plus ou moins vive ; il faut essayer de l'en arracher. Les bûcherons ne manquent pas, en pareil cas, de faire usage de la parisette infusée dans l'huile de chènevis, et ils s'en trouvent généralement très bien ; l'épervière des murailles, traitée de la même manière, produirait un effet analogue. Si une inflammation se déclare à la suite d'une piqûre, il faut recourir aux cataplasmes émollients, calmants au besoin, et s'attendre à un abcès qu'il faudra traiter en conséquence.

Piqûres d'abeilles, guêpes, frelons : il est bon de commencer par examiner si l'aiguillon est resté en place ; dans ce cas, on se gardera bien de le toucher avec ses doigts, mais on emploiera pour cela une épingle ou une forte épine, après quoi on humectera la place avec un peu de salive ou avec un suc d'herbes si on n'a que cela à sa portée ; le mieux serait l'alcali volatil ou l'eau phéniquée. On peut mettre 10 à 15 gouttes d'alcali pour une cuillerée d'eau qu'on emploie en applications. On peut aussi prendre de l'ammoniaque à l'intérieur, 10 à 20 gouttes dans un verre d'eau dont on boit une cuillerée à bouche toutes les heures.

On peut mettre, si on veut, sur une piqûre des compresses d'eau salée, ou vinaigrée, ou phéniquée. Une piqûre isolée ne présente pas de danger, mais s'il y en avait un certain nombre, la situation ne serait pas rassurante, et le secours d'un médecin ne serait pas de trop.

Pissenlit.— Tonique, diurétique, antiscorbutique, dépuratif. C'est au milieu de l'été que la racine présente l'amertume la plus grande.

A l'intérieur, décoction ou infusion (racines ou feuilles), 30 à 60 grammes par litre d'eau.

Le pissenlit est tonique, diurétique, fréquemment employé dans la débilité des voies digestives, dans l'hépatite chronique, les dartres,

Pituite. — Liquide aqueux et filant qui est rejeté en plus ou moins grande quantité, soit par expectoration, soit par une sorte de régurgitation, ainsi qu'on l'observe dans certains catarrhes ou dans certaines maladies de l'estomac.

La pituite paraît peu grave par elle-même ; elle ne doit cependant pas être négligée, car elle n'est parfois que la première manifestation d'une maladie de l'estomac. Souvent aussi, elle n'est que l'effet d'une faiblesse de la muqueuse de l'estomac, et alors on y remédie assez bien par une infusion de mélisse ou autre plante aromatique, prise un instant avant le repas, ainsi que par quelques pastilles de Vichy à la menthe après le repas, afin d'assurer une bonne digestion.

Plaie. — On nomme ainsi toute solution de continuité dans les parties molles. On distingue :

Plaies par instruments piquants (voir Piqûres).

Plaies par instruments tranchants ou coupures. Une pareille plaie ne peut guère avoir lieu sans une hémorragie plus ou moins abondante selon le siège de la plaie et sa profondeur ; et comme elle peut avoir une certaine gravité, elle demande de prompts secours (V. Hémorragie). Souvent les personnes qui en sont là tombent en syncope, se laissent mourir comme on dit vulgairement ; cet accident ne présente pas de danger : on couche le malade horizontalement, on lui jette un peu d'eau très fraîche à la figure et on lui bassine les tempes avec du vinaigre. On procède ensuite au pansement de la plaie. Il faut d'abord la laver avec de l'eau fraiche ou tiède, de manière à la bien nettoyer. L'eau pure et simple suffit ; elle est même préférable à l'eau salée, vinaigrée, alcoolisée. Quand la plaie est bien propre, on examine si elle ne contient pas de corps étrangers, car alors il faudrait faire en sorte de les enlever. Ensuite on en rapproche les bords et on les maintient en contact au moyen de taffetas gommé ou de bandelettes de diachylum : si l'on se sert de taffetas gommé, on l'humecte de salive ; si c'est du diachylum, il faut le chauffer légèrement.

On peut appliquer, par-dessus, des compresses de

suc de plantes vulnéraires qui peuvent être utiles pour ranimer la vitalité des tissus chez les individus lymphatiques ou affaiblis. Il faut ensuite donner à la partie blessée une situation telle que les lèvres de la plaie restent ou se maintiennent aussi rapprochées que possible, et attendre la cicatrisation, qui, à moins de circonstances particulières, arrive promptement. Lorsqu'elle a lieu sans suppuration, on dit que la plaie s'est réunie par première intention. Quand, au contraire, le rapprochement des lèvres ne se fait que lentement, on dit qu'elle s'est réunie par seconde intention.

Dans le cas où il n'y aurait pas lieu d'espérer une réunion par première intention, le pansement se ferait au moyen de linges enduits (pour les empêcher de coller à la peau) d'un corps gras comme huile, saindoux, et surtout glycérine à laquelle on peut ajouter de l'acide phénique, du coaltar, du baume du Commandeur, du laudanum, etc., selon les circonstances.

Plaies par instruments contondants ou contusions, c'est-à-dire lésion faite aux tissus vivants par le choc d'un corps obtus.

On distingue plusieurs degrés dans les contusions. On appelle *ecchymose*, une tache, d'une teinte violacée, bleuâtre, noirâtre, selon que la partie contuse est revêtue d'une peau plus ou moins fine, résultant de la rupture de petits vaisseaux qui circulent dans ou sous la peau, et par suite épanchement d'un peu de sang. Des applications de compresses imbibées d'eau fraîche, d'eau blanche avec teinture d'arnica, d'eau-de-vie camphrée, d'eau salée, vinaigrée, de suc de plantes vulnéraires, suffisent pour faire disparaître promptement une ecchymose.

Souvent, à l'ecchymose est joint un épanchement de sang plus ou moins considérable appelé *bosse sanguine*, qui peut disparaître peu à peu ou devenir le siège d'un abcès. En pareil cas, il faut commencer par essayer de faire rentrer le sang dans la circulation au moyen d'une compression immédiate et graduelle sur laquelle on applique des compresses résolutives comme ci-dessus. Toutefois il pourrait en résulter une inflammation qu'il faudra traiter en conséquence par les cataplasmes émollients et calmants.

Enfin la peau peut rester saine et les parties sous-jacentes être broyées, comme cela s'observe à la suite de chocs très violents, de passage de roues de voiture, etc. Il y a lieu alors de redouter et prévenir la gangrène. On appliquera des compresses imbibées d'eau-de-vie et de savon, d'eau-de-vie camphrée, et on appellera immédiatement le médecin.

Plaies par arrachement : les doigts, les membres peuvent être pris dans des machines et être arrachés violemment. Le premier pansement consistera à envelopper la partie blessée avec des compresses imbibées d'eau fraîche. Il y a lieu, en pareil cas, de craindre le tétanos.

Plaies par morsures. Elles sont faites le plus souvent par les chiens, les chevaux, etc. Il faut laver la plaie avec de l'eau additionnée d'eau-de-vie camphrée, d'eau de Cologne, de teinture d'arnica, de vinaigre aromatique, car ces morsures donnent souvent lieu à des suppurations.

Morsures de vipères. — Les accidents consistent en une douleur plus ou moins vive à l'endroit blessé, douleur qui se répand promptement dans tout le membre et à l'intérieur du corps. Peu à peu l'endroit blessé se gonfle et devient rouge ; il se forme sur les bords de la plaie une ou plusieurs petites ampoules comme celles de la brûlure. Mais la douleur ne tarde pas à disparaître : le membre devient froid, engourdi, et il se développe des taches livides ; puis des symptômes graves se manifestent, comme syncopes, frissons, sueurs froides, vertiges, vomissements. Le plus souvent ces accidents se calment et la guérison arrive; cependant il est bon de ne pas trop compter sur la nature, et d'agir en cautérisant immédiatement la morsure au moyen de l'ammoniaque liquide, deux ou trois gouttes sur la plaie. A défaut d'ammoniaque, on lavera avec de l'eau-de-vie, du'vinaigre, de l'eau de Cologne, etc. On exercera une pression autour de la partie blessée, une ligature au besoin entre la blessure et le cœur, afin d'empêcher le venin de pénétrer dans le sang. On pourrait même sucer la plaie, mais à condition de n'avoir aucune écorchure aux lèvres ni aux gencives, et en ayant soin de cracher le sang.

Si la morsure est profonde, on cautérise avec un morceau de fer rougi à blanc, qui est loin d'être douloureux comme le fer rougi à un moindre degré. On applique, par-dessus, des compresses imbibées d'eau-de-vie, d'eau vinaigrée, d'eau aromatique, et on donne au malade une tisane aromatique.

Morsure de chiens enragés : La rage est une maladie qui se développe chez le chien et le loup et qui se communique par les morsures qu'ils font. Une personne mordue par un chien enragé a aujourd'hui une double ressource, ou invoquer saint Hubert dont la puissance merveilleuse est toujours la même, ou recourir à l'Institut Pasteur.

Plantain. — Astringent, antidysentérique, ophtalmique. Une décoction très forte de plantain, feuilles et racines, prise froide, est utile contre les dévoiements opiniâtres, les crachements et portes de sang. On peut aussi l'administrer en lavement. Elle est également bonne dans les ophtalmies, sous le nom d'eau de plantain.

Pleurésie. — La capacité thoracique délimitée par les côtes est tapissée intérieurement par une membrane très fine appelée plèvre, laquelle tapisse également la partie externe des poumons. Le mouvement des poumons nécessité par l'acte de la respiration, produit inévitablement, entre leur surface externe et celle des côtes, un glissement continuel qui est facilité par un liquide onctueux sécrété par cette membrane ou plèvre. Mais si par l'effet d'une cause quelconque, par exemple, d'un refroidissement subit lorsque le corps est en sueur, la plèvre vient à s'enflammer, la maladie qui en résulte porte le nom de pleurésie. Elle est caractérisée par une douleur pongitive dans un des côtés de la poitrine, accompagnée de fièvre, de soif, de toux sèche ; la respiration est difficile, courte, le décubitus impossible sur le côté douloureux. La matité ainsi que l'absence des crachats rouillés et de râle crépitant suffisent pour distinguer la pleurésie de la pneumonie. Parfois elles existent toutes deux en même temps, (pleuro-pneumonie), l'inflammation de la plèvre se communiquant au poumon et réciproquement.

La pleurésie peut être aiguë ou chronique. A la pleurésie aiguë, il faut opposer, dès le début, le repos, la diète et les vésicatoires, qu'on doit avoir soin d'entretenir, ensuite les purgatifs drastiques et les diurétiques. Dans la pleurésie chronique, on insiste sur les vésicatoires et les diurétiques ; après quoi, des applications de teinture d'iode ne sont pas toujours inutiles. On a recours également aux irritants, révulsifs et dérivatifs de toute sorte et sous toutes les formes. On ne quitte la diète qu'avec précaution et en ne prenant pendant quelque temps qu'une nourriture très légère.

Pneumonie. — C'est l'inflammation du tissu même des poumons, la pleurésie étant l'inflammation de la membrane qui tapisse l'extérieur des poumons. Volontiers elle débute brusquement par un frisson suivi de fièvre et de malaise ; puis survient bientôt une toux accompagnée de crachats collants et rouillés ; il y a douleur de côté, respiration gênée et fréquente. Il faut recourir aux vésicatoires pour l'extérieur, tandis qu'on fera prendre à l'intérieur une potion kermétisée, 0,10 centigr. pour douze ou quinze cuillerées d'infusion de violette ou de thé ou d'hysope. On en donne une cuillerée toutes les heures ; et on alternera avec une infusion pectorale aromatisée d'un peu de bon rhum ou cognac. Dans la forme adynamique, on peut donner un peu de bouillon, café, vin de Malaga. Le pronostic de la pneumonie est toujours grave, surtout si le sujet est d'un âge déjà avancé.

La pneumonie chronique, et on peut en dire autant de la pleurésie chronique, est quelquefois suivie de cette terrible maladie qu'on appelle la phtisie pulmonaire et qui est constituée par la production, dans le tissu du poumon, de granulations spéciales nommées tubercules, lesquels, par leurs différentes phases, donnent lieu aux trois périodes de la phtisie. Toutefois, la phtisie a encore pour causes tout ce qui peut faire déchoir la constitution, comme la privation du nécessaire, les excès, l'épuisement, le séjour dans les grandes villes, des refroidissements brusques répétés.

La première période, congestive, tubercules du volume d'un grain de mil, est caractérisée par une petite toux persistante, sèche, un peu d'amaigrissement, quelques crachements de sang; il survient un peu de fièvre et quelques sueurs nocturnes.

A la deuxième période, les tubercules, de la grosseur d'un pois à celle d'une amande, sont ramollis, la toux est plus fréquente, les crachats épais; la fièvre augmente et l'amaigrissement aussi; l'auscultation fait percevoir des râles caverneux ou du gargouillement.

La troisième période, cavernes et marasme, se confond bien un peu avec la seconde, mais elle est surtout caractérisée par les crachats purulents, des sueurs nocturnes et de la diarrhée, qui épuisent les malades et amènent une faiblesse extrême.

Le caractère contagieux de la phtisie est incontesté. Cette contagion s'opère surtout par les crachats, qui ne doivent pas être projetés sur le sol ni sur des linges, mais dans un vase contenant de l'eau ou de la sciure de bois. Il est bon de le vider chaque jour et de le laver à l'eau bouillante. Quant aux effets, linges, vêtements, ayant servi à des phtisiques, il ne faut les utiliser qu'après les avoir passés plusieurs fois à la lessive bouillante et aux antiseptiques; le mieux serait de les brûler.

Nous ne pouvons qu'indiquer les grandes lignes du traitement de la phtisie : le reste est l'affaire d'un médecin. Le malade devra faire en sorte de respirer un ai[illegible]r, ni froid ni trop chaud, et surtout non humi[illegible]ndre de l'exercice mais sans fatigue, se vêtir suffisamment pour n'avoir pas à craindre un refroidissement brusque, porter de la flanelle, éviter toute espèce d'excès, comme tout ce qui est de nature à débiliter, et par contre ne rien négliger de ce qui peut fortifier.

Les vésicatoires, les révulsifs, dérivatifs, les toniques, et parmi ces derniers, l'huile de foie de morue, l'hypophosphite de soude et l'arséniate d'or, devront avoir la préférence ; le lait, les œufs, en un mot tout ce qui est réparateur, fébrifuge, pectoral, adoucissant, doit être employé pour conjurer le mal et le réduire.

Polygala amer. — Toute la plante est tonique et expectorante. On l'emploie contre l'élément toux ou rhume, surtout dans les bronchites, associé au sirop de tolu. En poudre, 10 à 80 centigr. ; en infusion, 10 ou 15 gr. par litre.

Q

Quassia amara. — C'est un des amers les plus énergiques. Sa macération dans l'eau froide prise seule ou mêlée au vin est un apéritif tonique très utile pendant les grandes chaleurs et chez les anémiques : 8 à 15 grammes par litre, à la condition cependant qu'il n'y ait pas inflammation de la muqueuse stomacale.

On emploie aussi le quassia dans du vin qu'on prépare de la même manière que les vins d'absinthe, gentiane, quinquina, etc.

Quinine (Sulfate de). — C'est le fébrifuge antipériodique par excellence. Il est indiqué non seulement dans les fièvres intermittentes, mais aussi dans les névralgies périodiques, les rhumatismes articulaires aigus, et dans toute affection où un mouvement fébrile revient chaque jour à peu près à la même heure. On l'administre en poudre à la dose de 15 centigr. à 1 gramme et même plus dans les 24 heures, selon l'âge des malades et la nature de la maladie. Lorsque la dose est un peu élevée, on la fait prendre en plusieurs fois. Il peut arriver qu'elle produise une sorte d'ivresse ou quelque trouble de l'ouïe, mais il n'y a pas à s'en occuper.

Le sulfate de quinine est d'une amertume très prononcée : aussi on le prend ordinairement dans du café noir très sucré et froid. On peut aussi le prendre dans un cachet, dans du pain azyme, ainsi que dans du papier de riz ou papier à cigarettes. Pris ainsi, le sulfate de quinine peut rester longtemps dans l'estomac sans s'y dissoudre et par conséquent sans produire son effet. Pour obvier à cet inconvénient, on peut boire ou manger quelque chose d'acide, comme un verre d'eau sucrée additionnée d'une cuillerée de vinaigre, ou faire dissoudre le sulfate dans un peu d'eau à laquelle on ajoute quelques gouttes d'acide sulfurique. L'extrait alcoolique de quinquina jaune ou royal peut, au besoin, remplacer le sulfate de quinine, mais la dose en doit être deux fois plus forte.

On lit, dans le *Journal de médecine et de chirurgie pratique*, que la teinture d'iode, donnée à la dose de douze gouttes dans un demi-verre d'eau sucrée toutes les 8 heures, ne le cède en rien à la quinine dans le traitement des fièvres intermittentes. C'est la dose pour adultes.

Il est bon d'administrer le sulfate de quinine aussi loin que possible de l'accès à venir, dans un intervalle apyrétique.

Quinquina. — Le quinquina est tonique, amer, astringent et fébrifuge. On en distingue un grand nombre d'espèces, entre autres : le quinquina gris, usité uniquement comme tonique ; le quinquina jaune ou royal, ou calisaya, qui est le plus riche en quinine et le plus estimé ; le quinquina rouge, qui renferme le plus de cinchonine.

On peut l'employer en poudre, en décoction et sous forme de vin. En poudre, comme tonique, la dose est de 20 à 50 centigr., 2 ou 3 fois par jour, dans une infusion de café chaude et sucrée, ou dans du vin. Comme fébrifuge, 8 à 30 grammes suivant la fièvre. Il se prend sous forme sèche, enveloppé dans du pain azyme ou incorporé à du miel, de la confiture, du sirop. Le quinquina, comme d'ailleurs le sulfate de quinine, doit s'administrer, en tant que fébrifuge, aussi loin que possible de l'accès à venir; et la dose doit être prise en une seule fois, c'est-à-dire dans 2 ou 3 heures.

En infusion ou décoction, l'infusion se prend comme tonique, et jamais comme fébrifuge, à la dose de 25 à 30 grammes pour 500 à 1000 d'eau.

Décoction : faire bouillir pendant environ 2 heures 25 grammes d'écorce concassée dans assez d'eau pour avoir environ 1 litre de décoction qui se donnera trouble, c'est-à-dire non filtré, comme tonique ou comme fébrifuge. Sa vertu sera augmentée si on mêle à l'eau, avant la décoction, 60 à 100 grammes de vinaigre ou une pincée d'acide tartrique.

Le vin de quinquina peut se préparer comme celui d'absinthe ou de gentiane ; mais généralement on préfère verser 60 grammes de quinquina fluide dans une bouteille de bon vin. C'est toujours plus facile et plus expéditif, et souvent préférable. Comme tonique, on en donne de 20 à 30 grammes un instant avant ou après le repas. Comme fébrifuge, il faut en prendre jusqu'à 120 ou 150 grammes en un jour.

Lorsqu'on se propose d'exciter l'appétit au moyen du vin de quiquina, on lui ajoute utilement 1 gram. ou 1 gram. 1/2 de gouttes amères de Baumé pour 1 litre.

La poudre de quinquina rouge sert aussi à préparer une poudre antiseptique autrefois très employée contre les plaies gangréneuses et ainsi composée : quinquina 10 grammes, charbon de bois finement pulvérisé 10 grammes, camphre en poudre 4 grammes.

Le quinquina en poudre, à la dose de 2 à 4 grammes par jour, est aussi très utile dans les cas d'anémie ou d'épuisement par suite d'épistaxis abondante.

Le quinquina en poudre entre aussi dans un certain nombre de pommades toniques, astringentes, etc. Associé à la glycérine, au coaltar et au baume du Commandeur, avec laudanum au besoin, il fournit un liniment très utile contre certaines plaies.

R

Rachitisme. — Maladie particulière à l'enfance et par suite de laquelle les os se ramollissent et se déforment : les extrémités articulaires se gonflent, se courbent, se nouent. comme on dit; l'épine dorsale se dévie et l'enfant est faible, chétif, avec un ventre très développé. On l'observe chez les enfants lymphatiques, issus de parents scrofuleux, siphylitiques ; chez ceux qui vivent dans des lieux froids, humides, privés d'air et de lumière, qui sont tenus malproprement et mal nourris.

Il faut opposer à cette triste situation tous les soins hygiéniques possibles, une nourriture abondante et succulente, l'huile de foie de morue, le sirop de raifort iodé, les ferrugineux, toniques, reconstituants, amers ; l'hydrothérapie sous forme de bains de mer ou de bains aromatiques.

Tous ces soins doivent être continués pendant longtemps, jusqu'à ce que la croissance des os soit assez avancée pour qu'ils puissent supporter le poids du corps.

Rage. — (Voir *plaies*).

Reconstituants. — Médicaments regardés comme capables de rétablir la constitution ébranlée, en fournissant à l'économie des matériaux semblables à ceux qu'elle a perdus. Les principaux sont : le fer, sous ses formes multiples, les hypophosphites de soude, les phosphates, les vins de quinquina, gentiane, absinthe, aunée, l'huile de foie de morue, une bonne hygiène, un bon régime, etc.

Réglisse. — On emploie la racine, dont les propriétés sont rafraîchissantes, adoucissantes, béchiques et diurétiques, pour préparer une boisson économique et agréable. L'infusion doit se faire à froid à la dose de 5 à 10 grammes par litre.

On en fait usage également pour édulcorer les tisanes adoucissantes ou délayantes; on ne la met dans la tisane qu'en la retirant du feu. Elle est préférable au sucre pour les personnes exposées à la constipation.

On en retire un extrait, appelé jus de réglisse, qui est utile dans les rhumes.

Reine des prés (*Spirée ulmaire*). — Cette plante, qui est très commune le long des cours d'eau et dans tous les endroits humides ou marécageux, s'emploie très avantageusement comme diurétique, feuilles et sommités fleuries, sous forme de tisane agréable dont on peut boire un litre par jour sans fatigue pour l'estomac.

Une addition de deux grammes de nitrate de potasse par litre lui donne une efficacité plus grande.

Résolutifs. — Lorsqu'un engorgement, un gonflement inflammatoire diminue et disparait sans qu'il y ait suppuration, on dit qu'il y a résolution, et les moyens employés pour obtenir ce résultat portent le nom de résolutifs. Ces moyens peuvent être des émollients, astringents, fondants, maturatifs, etc , sous forme de cataplasmes, liniments, pommades, etc.

Rétention d'urine. — Accumulation de l'urine dans la vessie. Aux symptômes locaux, tels que pesanteur et douleur dans la région de la vessie, succède bientôt une fièvre violente, une transpiration d'odeur urineuse, et, si on n'y remédie promptement, le malade succombe d'inflammation, de gangrène, de rupture de la vessie. Si la rétention est récente et ne tourmente pas trop le malade, il faut essayer les bains de siège émollients tièdes et prolongés, ou au moins des cataplasmes émollients belladonés : si on n'obtient pas ainsi l'évacuation de l'urine, il ne reste plus d'autre ressource que la sonde ou une ponction. Les diurétiques sont, en pareil cas, plus nuisibles qu'utiles. Lorsque l'évacuation aura été obtenue par un moyen ou par un autre, il y aura lieu de traiter la cause qui a produit la rétention. Il va sans dire que les lumières et les soins d'un médecin ne sont jamais de trop en si grave occurrence.

Révulsifs. — On donne ce nom aux moyens employés pour attirer et détourner le principe d'une maladie, d'une humeur, vers une partie plus ou moins éloignée. Les principaux sont : les sinapismes, bains de pieds, purgatifs, frictions, vésicatoires volants, huile de croton, thapsias, papier Wlinsi, etc.

Rhubarbe. — C'est à la fois un tonique et un purgatif doux. On l'emploie dans le manque d'appétit, les dyspepsies, la constipation, les diarrhées atoniques et les affections bilieuses. On l'associe à la magnésie calcinée. Comme tonique on en donne de 30 à 50 centigrammes, et comme purgatif de 2 à 4 grammes dans un peu de miel, confitures, pruneaux, etc.

Rhumatisme. — Affection douloureuse et mobile causée le plus souvent par un froid humide, un refroidissement, une variation brusque de la température, et qui attaque les jointures ou les muscles.

Le rhumatisme des jointures ou articulaire est

aigu ou chronique. A l'état aigu, il est caractérisé par une fièvre plus ou moins intense, quelquefois périodique avec douleurs violentes, gonflement et rougeur de la partie atteinte, et par la facilité avec laquelle il passe d'une jointure à une autre. On lui oppose, comme traitement local, les cataplasmes ou liniments émollients et calmants, les bains ou douches de vapeur aromatiques et narcotiques, les fumigations, notamment au genièvre et à la belladone, les pommades camphrées, laudanisées, belladonées, etc., — et comme traitement général, les diurétiques, sudorifiques, dépuratifs, notamment la douce-amère, le frêne, l'iodure de potassium, le salicylate de soude, les pilules d'aconitine, de Méglin et autres : des toniques lorsque le sujet est faible. Si on avait constaté des accès périodiques, le sulfate de quinine les ferait cesser.

A l'état chronique, les douleurs sont moins vives et il n'y a pas de fièvre ; le traitement est à peu près le même.

Le rhumatisme musculaire peut s'étendre à un seul ou à plusieurs muscles ; mais il n'y a ni gonflement, ni rougeur, ni fièvre. Toutefois il peut y avoir des accès périodiques qui simulent assez bien la fièvre, s'ils ne sont pas de la fièvre, et ce dernier cas relève du sulfate de quinine auquel il cède toujours. Ici encore le traitement local sera fourni par des cataplasmes, liniments, pommades, adoucissants et calmants ; les frictions au baume Opodeldoch ou de Rosen ou de Fioraventi ou autres (il y en a aujourd'hui une quantité, vantés un jour sous un nom et un autre jour sous un autre). Comme traitement général, les diurétiques sont moins à propos que dans le rhumatisme articulaire, quoique souvent fort utiles ; l'iodure de potassium et souvent de simples toniques et dépuratifs produisent un bon résultat. — On distingue bien encore le rhumatisme viscéral, qui se porte sur le cerveau, le cœur, les intestins, etc., mais il n'est que le résultat d'une métastase.

Rhume. — C'est une irritation inflammatoire plus ou moins étendue et plus ou moins vive de la membrane muqueuse respiratoire et qui prend différents noms selon la partie de cette muqueuse qui est atteinte. Si c'est la muqueuse des narines, on a le rhume de cerveau ou coryza; si elle s'étend à la gorge, c'est l'angine; si elle gagne le larynx, c'est la laryngite; si elle envahit les bronches, c'est la bronchite (V. ces mots).

On lui donne encore le nom de grippe, influenza; mais alors le rhume devient plus compliqué et prend un caractère épidémique.

Evidemment, chacun de ces rhumes n'a pas la même gravité et ne réclame pas les mêmes soins; mais il est toujours bon, malgré le proverbe d'après lequel un rhume non soigné durait six semaines et un rhume bien soigné quarante jours, de ne jamais négliger quelque rhume que ce soit. Une inflammation insignifiante de la muqueuse des voies respiratoires peut, en vertu de circonstances complètement inattendues et imprévues, prendre en assez peu de temps une certaine gravité; et on a vu des pneumonies très inquiétantes débuter par un simple rhume.

Ronces. — La décoction des feuilles est légèrement astringente et tonique. Edulcorée avec du miel en guise de sucre, on a un gargarisme détersif avantageux dans les inflammations légères de la gorge : on peut ajouter de l'alun pour le rendre plus astringent. On peut ausi l'utiliser dans la leucorrhée en injections. Cazin dit qu'il convient alors d'employer l'écorce de la racine à la dose de 60 grammes par litre d'eau.

Rougeole. — Maladie générale consistant en une phlegmasie cutanée légère précédée de malaise général, courbature, alternatives de frissons et de bouffées de chaleur avec fièvre, coryza, mal de tête, angine, larmoiement et toux. Elle est caractérisée par de petites taches rouges un peu proéminentes, séparées par des intervalles où la peau conserve sa couleur naturelle. Elles apparaissent du 3e au 5e jour, d'abord à la face, puis au cou, au thorax et aux membres inférieurs, leur nombre est variable selon l'intensité de la maladie. Elle est contagieuse, et le danger de la contagion est plus grand à la fin qu'au commencement de la maladie ; mais elle n'attaque qu'une seule fois. Si la maladie suit régulièrement son cours, les taches pâlissent vers le 4e jour après l'éruption, puis s'en vont en écailles.

Souvent les malades se plaignent de mal de tête violent : on cherchera à le calmer par des révulsifs, sinapismes aux jambes, mais non par des compresses froides sur le front. Peu grave par elle-même, la rougeole est accompagnée d'une inflammation catarrhale de la muqueuse bronchique qui n'est pas sans danger ; aussi, faut-il en tenir grand compte dans le traitement de la maladie, qui consiste dans la diète et des tisanes diaphorétiques aidées d'une chaleur modérée. On donnera des infusions de bourrache, tilleul et fleurs pectorales. Tout au début, un bon vomitif ou purgatif à l'ipéca produit un excellent effet.

Si, par suite de refroidissements ou autrement,

l'éruption vient à rentrer, il n'y a pas de temps à perdre, si on veut sauver le malade. Il faut alors faire des frictions sèches et aromatiques sur tout le corps, couvrir la poitrine et les côtés de cataplasmes sinapisés. En même temps, faire prendre quelques tasses d'infusion bien chaude de bourrache, de tilleul, de fleurs de sureau : on y ajoutera avantageusement l'esprit de Mindérérus ou acétate d'ammoniaque. On cherchera également à réchauffer le malade au moyen de bassinoire, briques chaudes, etc. En pareil cas, la présence d'un médecin est nécessaire.

S

Saignement de nez. — (V. *Epistaxis*.)

Salicaire. — Elle est très utile contre la diarrhée et dysenteries. On l'emploie en infusion, sommités fleuries 20 à 30 gr. pour un demi-litre d'eau; on ajoute une dizaine de gouttes de laudanum pour un verre d'infusion et on en fait prendre une cuillerée à soupe toutes les heures.

Salicylate de soude. — La dose du salicylate de soude est, pour un adulte, de 3 à 5 gr. par jour, à prendre en plusieurs fois.

Deux précautions sont indispensables : 1° dissoudre le sel dans une grande quantité de liquide; 2° répartir la dose d'une manière égale dans la journée. S'il s'agit de le continuer longtemps, on le fait prendre aux repas. S'il est mal toléré par l'estomac, on le délaye dans l'eau de Vichy ou dans l'eau commune, additionnée d'eau-de-vie.

Employé dans les rhumatismes articulaires avec ou sans fièvre, anciens ou récents, il produit la guérison après quelques jours ; mais alors il est nécessaire de le continuer pendant plusieurs jours pour éviter une rechute.

Salol. — Antiputride et antifermentescible estimé, usité dans la fièvre typhoïde, la dysenterie, la cystite catarrhale, à la dose de 0,50 à 2 gr. par jour. Il est bon de le faire prendre en cachets ou dans du pain azyme ou dans du papier à cigarettes, dans un pruneau, un peu de confiture, etc.

Sanicle. — A cause de sa légère astringence, elle a été employée dans les hémorragies passives, leucorrhées, diarrhées, dysenteries, etc. On la prend en infusion à la dose de 30 à 60 gr. par litre d'eau ; ou encore on peut la broyer et la faire infuser à froid pendant la nuit dans du vin blanc. Elle est encore utile sous cette dernière forme pour dégager les voies digestives obstruées par des matières glaireuses.

Saponaire. — Dépuratif, tonique, apéritif. Cette plante a la propriété, d'où lui vient son nom, de former, avec l'eau, un liquide savonneux qu'on utilise dans les maladies de la peau ; puis contre les maladies de l'estomac lorsqu'il s'agit de le débarrasser des matières glaireuses qui peuvent l'obstruer ; enfin contre la constipation, les engorgements internes.

L'infusion, 30 gr., feuilles et sommités fleuries, par litre, se prend froide et à jeun. Cette infusion est également recommandée en fomentation contre les démangeaisons dartreuses.

Sauge. — Stomachique, tonique, vulnéraire, stimulante. Trousseau et Pidoux disent : Ses vertus cicatrisantes sont indubitables. On s'en sert avantageusement contre les ulcères atoniques des jambes : on la fait cuire dans du vin avec du miel et on l'applique en compresses ; — de même contre les scrofule et les aphtes. Pour tisanes, la dose est de 5 à 10 gr. par litre d'eau ; pour l'usage externe, on peut la porter à 30 gr.

Cazin dit qu'on peut l'employer pour l'usage interne en infusion théiforme à la dose de 15 à 30 **gr.**

par litre d'eau, — ou sous forme de vin, préparé comme le vin d'absinthe, à la dose de 60 à 100 gr.

Elle provoque de la chaleur dans l'estomac, excite la sécrétion urinaire, active les fonctions circulatoires et cutanées. L'infusion de sauge édulcorée avec du sirop de coing est très bonne dans les diarrhées épuisantes des enfants à la mamelle. Le vin de sauge réussit dans les leucorrhées atoniques. On associe ses feuilles à d'autres aromatiques, ainsi qu'à des narcotiques pour différentes fumigations.

Comme vulnéraire, la sauge doit être associée à d'autres plantes : autrement elle ne serait pas longtemps avant de ne plus produire l'effet qu'on peut en attendre.

Saule blanc. — Toutes ses parties offrent une saveur amère et styptique. Son écorce, qui doit être prise sur des branches de 3 ou 4 ans, desséchées avec soin et conservées à l'abri de l'humidité, jouit de propriétés fébrifuges à la dose de 20 à 32 grammes en poudre.

Scammonée. — Purgatif drastique à la dose d'un demi-gramme à un gramme dans du lait aromatisé d'un peu de teinture de citron au besoin. Elle porte surtout son action sur l'intestin grêle et est employée pour provoquer d'abondantes évacuations séreuses dans les hydropisies. Elle entre dans la préparation de plusieurs purgatifs composés.

Scarlatine. — Fièvre éruptive, contagieuse et souvent épidémique. Elle est précédée de malaise général, frissons, dégoût, céphalalgie, et caractérisée par un mal de gorge plus ou moins violent. Vers le deuxième ou troisième jour, apparaissent de petits points rouges que remplacent ensuite des taches larges, irrégulières, d'un rouge écarlate, d'abord au visage, ensuite au cou, à la poitrine, etc. Cette éruption est accompagnée d'ardeur, prurit, agitation, quelquefois délire. Après deux ou trois jours, ces symptômes diminuent, et il se fait une desquamation sous forme de petites lamelles. Dès le début le mal de gorge est violent : c'est une véritable angine, qui cède et cesse généralement avec les autres symptômes, mais qui, chez des enfants affaiblis, peut devenir gangréneuse et avoir une terminaison funeste.

La scarlatine est quelquefois suivie d'inflammation du poumon ou des bronches, ainsi que d'une hydropisie grave, anasarque, ou d'albuminurie, lorsque le malade n'a pas été suffisamment préservé du froid.

Le traitement de la scarlatine simple est le même que celui de la rougeole, en tenant compte de l'angine. Les complications se traitent en conséquence de ce qu'elles sont.

Scille maritime. — On l'emploie surtout comme diurétique dans l'hydropisie avec maladie du cœur, associée à la digitale sous forme de teinture. On commence par 3 gouttes le matin et 3 gouttes le soir, dans une infusion diurétique de préférence, ou simplement dans un peu d'eau. On augmente d'une goutte tous les deux jours jusqu'à ce qu'on soit arrivé à une trentaine de gouttes par jour, après quoi on se repose quelques jours et on reprend la dose en redescendant progressivement.

Scrofules. — Maladie constitutionnelle non contagieuse, le plus souvent héréditaire, se manifestant par des tumeurs irrégulières, dures, indolentes, mobiles, qui occupent les glandes lymphatiques du cou, des aisselles, etc. Il peut arriver que ces tumeurs se développent, se ramollissent et présentent de la fluctuation ; la peau qui les recouvre est luisante, d'un rouge bleuâtre, et s'ouvre sur différents points. Les plaies dégénèrent en ulcères, qui laissent des cicatrices indélébiles, et ne disparaissent que pour faire place à de nouvelles tumeurs dans un autre endroit du corps. Bien que cette diathèse soit innée, elle s'aggrave cependant sous l'influence de la misère et de tout ce qui est de nature à débiliter la constitution.

C'est dès le bas âge qu'il faut combattre cette diathèse chez les enfants nés de parents scrofuleux, au moyen de soins hygiéniques d'abord, ensuite de toniques, stimulants, fondants, notamment les iodures de fer et de potassium, l'huile de foie de morue, etc.

L'hydrothérapie, entre autres, les bains de feuilles de noyer produiront un bon résultat. Les gens pauvres auront recours à la tisane de feuilles de noyer, ainsi qu'au vin également de noyer, qui se prépare en faisant macérer 50 à 60 grammes de feuilles fraîches de noyer dans un litre de vin dont on donne une cuillerée à soupe matin et soir.

Semen contra, appelé encore *herbe aux vers*. Ce n'est pas une plante, mais un ensemble ou mélange de semences de plusieurs espèces du genre armoise, qui constituent un bon médicament contre les lombrics. Il s'administre ordinairement en poudre que l'on incorpore dans du miel ou de la confiture pour en masquer l'odeur assez désagréable, à la dose de 2 à 5 grammes.

Mais on préfère généralement son principe actif appelé santonine, à la dose de 5 à 10 centigrammes à prendre à jeun pendant 3 ou 4 jours de suite. On en prépare également des pastilles et des dragées. Il est bon, à la suite et comme terminaison de l'administration d'un vermifuge, de faire prendre à l'enfant une purgation au calomel, qui au besoin achèvera la destruction des vers et en procurera l'évacuation. La mousse de Corse est aussi un bon vermifuge.

Séné. — C'est un des purgatifs les plus sûrs et les plus employés. Il est assez énergique, et on peut y avoir recours quand on n'a pas besoin de se purger fréquemment ; toutefois il a l'inconvénient de produire encore assez souvent des coliques plus ou moins vives, qu'on peut cependant facilement adoucir en lui associant quelque aromatique, comme anis, camomille, menthe, etc.

Le séné mondé ou les pellicules de séné se prennent à la dose de 10 à 20 gr. pour les grandes personnes. On les fait infuser (et non bouillir) pendant un quart d'heure dans la quantité d'eau nécessaire, et on peut sucrer si on le désire.

Sinapisme. — Sorte de cataplasme qu'on applique sur la peau pour la rubéfier et produire une révulsion. On trouve dans le commerce des sinapismes tout préparés, appelés papier Rigollot ou moutarde en feuilles.

Soufre. — Il exerce une action spéciale sur les fonctions cutanées et sur les fonctions broncho-pulmonaires. Aussi on l'emploie à l'intérieur, principalement sous forme de pastilles, à la dose de 1 à 2 gr., comme expectorant, chez les personnes dont les bronches sont obstruées par des humeurs glaireuses,

— et à l'extérieur contre les affections dartreuses, sous forme de pommade, 3 à 6 pour 30 d'axonge, à laquelle on peut ajouter un peu de benjoin.

C'est aussi un bon antipsorique ; et dans ce cas on lui associe, comme dans la pommade d'Helmerich, un peu de carbonate de potasse.

Le soufre entre naturellement comme composant chimique dans un certain nombre de substances alimentaires, notamment dans les œufs, les haricots, le cresson et la plupart des plantes appartenant à la famille des crucifères.

Stimulant. — On nomme ainsi les médicaments qui excitent et augmentent l'énergie des fonctions vitales. On distingue les généraux et les spéciaux. Les premiers se divisent en diffusibles et non diffusibles ou fixes.

Les stimulants généraux diffusibles produisent rapidement leur action, mais elle n'est que passagère et peu durable: par exemple : l'éther, les spiritueux ou alcooliques, l'acétate d'ammoniaque, etc., etc.

Les stimulants généraux fixes sont fournis par des substances à saveur pénétrante, comme café, genièvre, thé, absinthe, menthe, etc. Leur action ou excitation est moins prompte, mais plus durable.

Les stimulants spéciaux ne portent leur action que sur un des appareils organiques : ce sont les diurétiques, antispasmodiques, emménagogues, diaphorétiques, etc.

Stomachiques. — On appelle de ce nom toutes les substances qui sont de nature à faire du bien à l'estomac. Si donc, ce qui arrive ordinairement, c'est par faiblesse, anémie, que l'estomac souffre, les stomachiques seront, pour lui, les toniques, amers, aromatiques, ferrugineux. Si l'estomac souffre parce qu'il est encombré d'humeurs, ce sont les vomitifs ou purgatifs qui seront alors stomachiques. Si enfin l'estomac est le siège d'une inflammation quelconque, alors il faudra des émollients, adoucissants et rafraîchissants.

Sulfate de magnésie, de soude. — Ces deux

sels sont les deux meilleurs purgatifs et les plus
fréquemment employés. Ils ont à peu près le même
degré d'activité; et on peut les employer indifférem-
ment l'un pour l'autre et à la même dose, qui varie
de 20 à 60 grammes selon la force ou l'âge des individus, et selon qu'ils sont plus ou moins difficiles à
purger; elle se prend dans un ou deux verres d'eau
en une seule fois, le matin à jeun, ou en plusieurs
fois à quelques minutes d'intervalle si on craint de
le rendre. L'effet purgatif se manifeste ordinairement après quelques heures, deux ou trois, et cesse
après 8 ou 10.

Ces purgatifs salins ont l'avantage d'être des purgatifs doux, pouvant être administrés dans tous les
cas, même dans les maladies aiguës des organes
digestifs, et répétés au besoin sans causer d'irritation
gastro-intestinale. Ils ont l'inconvénient de n'expulser que les matières qui se trouvent dans l'intestin
ou des humeurs aqueuses; ils font difficilement éva-
cuer les glaires et les humeurs bilieuses.

Surdité. — Ce n'est pas une maladie, mais le
symptôme de quelque lésion de quelqu'une des parties de l'organe de l'ouïe. Il importe de savoir avant
tout où siège cette lésion, en quoi elle consiste et si
elle est curable. En tout cas, comme il arrive fréquemment que la surdité est causée par quelque
obstruction du conduit auditif, on ne risque rien
d'en essayer la guérison au moyen de boulettes de
coton imbibées d'huile d'amandes douces, laudanisée
au besoin s'il y avait douleur; on en ferait l'application particulièrement le soir en se couchant, et
on placerait alors quelque chose de chaud sur l'oreille,
par exemple, une feuille d'ouate. On pourrait également essayer des injections huileuses émollientes

et calmantes : comme émollients on devra donner la préférence au lait, dans lequel on aura fait cuire des feuilles de bouillon blanc. On ajoutera utilement à l'huile d'amandes douces quelques gouttes d'éther sulfurique.

Sureau. — On emploie principalement les fleurs à l'état sec, à l'intérieur comme diaphorétiques et à l'extérieur comme résolutives. A l'intérieur, de 5 à 10 grammes par litre d'eau en infusion au début des rhumes et des inflammations de la gorge causées par quelque refroidissement, pour rappeler la transpiration cutanée, une éruption brusquement disparue, combattre les frissons, etc.

A l'extérieur, l'infusion de fleurs de sureau est bonne pour les inflammations légères des yeux ainsi que dans les érysipèles; également pour combattre les démangeaisons. On s'en sert utilement pour préparer des cataplasmes émollients, résolutifs, de mie de pain, de fécule, etc.

Une infusion d'écorce moyenne de sureau et de genièvre prise à petite dose, une cuillerée d'heure en heure par exemple, passe pour un diurétique énergique.

Syncope, évanouissement, défaillance. — Tous ces mots indiquent une suspension subite de la respiration, de la circulation, du sentiment et du mouvement; le malade pâlit, s'affaisse, le pouls cesse et il survient une sueur froide. Le traitement qui consiste à réveiller le jeu des fonctions suspendues est à peu près le même que celui de l'asphyxie (V. ce mot). On place le malade dans une position horizontale, la tête en arrière, on desserre ses vêtements, on asperge son visage d'eau froide et on lui fait respirer quelque odeur aromatique forte, ce qu'on peut trouver sous la main : vinaigre, eau-de-vie, eau de Cologne, éther, acide acétique, etc.

Syphilis. — Tout ce que nous pouvons dire de cette maladie, c'est que ses suites pouvant être fort graves, il est bon de s'adresser à un médecin dès le début. Nous ajouterons que c'est une maladie contagieuse pouvant dans certains cas se transmettre, par exemple, à des enfants qu'on embrasse ou qui boivent dans le verre de la personne infectée.

T

Tabac. — Il n'est à coup sûr aucune substance qui ait été l'objet d'autant d'éloges et d'autant de blâme que le tabac. Nous dirons seulement que le tabac à priser peut rendre des services comme sternutatoire ou comme dérivatif pour dégager et décharger le cerveau dans certains cas, et que le tabac à fumer, soit en décoction, soit en fumigations, peut également rendre des services comme narcotique et aussi comme antimiasmatique, par exemple pour les ouvriers dont les travaux s'exécutent dans une atmosphère froide, humide et miasmatique. On l'emploie aussi en lavement, 4 à 5 gr. de feuilles sèches en y ajoutant un peu d'eau froide, dans l'iléus, la hernie étranglée et contre la paralysie de l'intestin. Inutile d'ajouter que l'abus est des plus pernicieux et que son emploi demande les mêmes précautions que celui de tous les narcotiques.

Tamier d'Europe. — Sa racine, grosse, tubéreuse, noire à l'extérieur et blanche au dedans, râpée ou réduite en pulpe, ce qui se fait avec la plus grande facilité, rend d'utiles services en frictions ou applications dans les cas de douleurs rhumatismales et comme résolutive. Elle produit un effet analogue à celui d'un vésicatoire, mais sans entamer la peau.

Tanaisie. — Plante aromatique, dont les sommités fleuries sont amères, toniques, excitantes et vermifuges. On l'emploie : en poudre à la dose de 2 à 4 gr.; — en infusion, 10 à 30 gr. par litre d'eau; — et sous forme de vin, 1 pour 16 de vin blanc à la dose de 60 à 100 gr.

En fomentations ou en cataplasmes préparés avec l'eau ou le vin, elle est résolutive, détersive et anti-septique.

Tannin. — Astringent énergique qui se tire de l'écorce de chêne, de la noix de galle, du noyer, du quinquina, etc. A l'intérieur on l'emploie en pilules de 30 à 50 centigr. et même plus, contre la diarrhée chronique, la phtisie, l'albuminurie. A l'extérieur, les doses sont très variées; on l'emploie en poudre ou en solution pour collyres, gargarismes et injections.

Teigne ou favus. — Maladie du cuir chevelu produite par un végétal parasite et caractérisée par de petites pustules jaunes creusées en godets, au centre desquels se trouve un cheveu qu'elle tend et réussit parfois à détruire d'une manière définitive. Elle est contagieuse et se transmet soit par le contact immédiat, soit par les objets qui ont servi aux malades. Et, par conséquent, les personnes qui soignent ces malades doivent prendre beaucoup de précautions.

Après avoir coupé les cheveux, s'il y a des croûtes dures, il faut les faire tomber au moyen de cataplasmes émollients assez mous, huilés au besoin ; après quoi on peut frictionner deux ou trois fois par jour, avec l'une ou l'autre des préparations suivantes : coaltar saponiné 100, glycérine 50, ou : acide phénique 2 gr., magistère de soufre 4 grammes, glycéré d'amidon 40 grammes.

On peut encore employer, si on veut, l'huile de cade en lotions, ou une pommade phéniquée au 100ᵉ.

Mais, quel que soit le traitement essayé, il faut compter que la maladie sera longue, surtout si on ne s'occupe pas d'améliorer la constitution par des dépuratifs et des toniques.

Tempérants. — Médicaments propres à calmer ou à diminuer la rapidité de la circulation, la trop grande activité des propriétés vitales. Ils sont fournis par les antiphlogistiques, les calmants, les acides végétaux étendus d'eau, limonade, orangeade, sirop de groseilles, de vinaigre, etc.

Tétanos. — Maladie caractérisée par la rigidité, la tension convulsive d'un plus ou moins grand nombre de muscles, de manière qu'il en résulte une immobilité qui ne peut être surmontée ni par la volonté du malade, ni par les efforts d'autrui. Il débute généralement par les muscles de la mâchoire et s'étend ensuite à ceux du gosier et du cou. Il est quelquefois spontané ; mais il vient le plus souvent à la suite d'une plaie contuse, surtout par arrachement, ou d'une amputation. Il est presque toujours mortel. L'opium, les injections hypodermiques de morphine, le chloral à haute dose, des applications d'électricité, tels sont les moyens que la médecine peut opposer, et quelquefois avec succès, aux convulsions tétaniques.

Thapsia garganica. — C'est une plante d'Algérie dont on extrait une substance résineuse avec laquelle on prépare l'emplâtre qui porte ce nom, très efficace pour provoquer à la peau une éruption ou révulsion dérivative à laquelle on recourt très fréquemment. Elle a seulement l'inconvénient de causer une démangeaison quelquefois très pénible : aussi doit-on éviter de se servir de thapsia pour les jeunes enfants.

Thé. — Il exerce son action sur les fonctions cérébrales, la circulation, la calorification et la sécrétion. Sous son influence, le pouls acquiert de la fréquence et de la plénitude, la respiration s'accélère, les sueurs et les urines deviennent plus abondantes.

Pour l'usage ordinaire, on en fait une infusion à la dose de 8 à 12 gr. par litre d'eau. On y ajoute, selon le goût, un peu de lait, un dixième par exemple.

Lorsqu'on l'emploie comme médicament, par exemple dans les cas de digestion difficile, on en met moitié moins et on supprime le lait : on doit alors le prendre chaud. Si c'est un effet diurétique qu'on veut en obtenir, on le prend froid. Dans les grandes chaleurs, dit le Dr Dehaut, une infusion très légère de thé prise froide et sans sucre ou peu sucrée constitue une très bonne boisson.

Tilleul. — Ses fleurs sont antispasmodiques, diaphorétiques et antilaiteuses.

On les emploie par conséquent contre les affections nerveuses, les refroidissements, les coliques intestinales, en infusion à la dose de 4 à 10 gr. par litre d'eau.

On peut encore employer cette infusion comme véhicule d'antispasmodiques plus puissants.

Cazin fait observer que, quand les bractées sont administrées avec les fleurs, il en résulte une action plus prononcée sur les voies urinaires que sur la peau ; elles sont moins antispasmodiques.

Toniques. — Substances qui ont pour effet direct et immédiat de rendre le ton, l'énergie aux fonctions de la vie organique. Ils ne doivent être administrés qu'autant que les voies digestives sont saines. Ils rendent au sang les principes réparateurs qui lui manquent, et aux solides le ton, la densité vitale nécessaire pour l'accomplissement des mouvements insensibles qui se passent en eux. Le premier des toniques est une bonne hygiène, alimentation substantielle, air pur, exercice modéré. Et comme ordinairement cela ne suffit pas, on y ajoute quelque substance médicamenteuse, notamment les ferrugineux et les amers qui ne sont pas associés à quelque substance âcre ou narcotique.

Toux. — Ce n'est pas une maladie, mais un symptôme de quelque affection des voies respiratoires produisant au larynx un picotement, une irritation qui excite ce mouvement instinctif qu'on désigne sous le nom de toux. Le but en est de délivrer et débarrasser le larynx de quelque chose de gênant qui, sans la secousse produite par la toux, pourrait s'accumuler dans la trachée ou les bronches et amener une suffocation. Il faut donc faire cesser cette irritation, tout en facilitant le détachement de ces matières que la toux doit amener au dehors.

Mais comme cette irritation peut provenir de différentes causes, les moyens de la calmer sont également différents.

Si c'est une vapeur irritante, une poussière, une goutte de liquide avalée de travers, la toux cessera d'elle-même après quelques quintes.

Si c'est une inflammation de la gorge, c'est en guérissant la gorge qu'on fera cesser la toux. C'est alors le cas de faire usage de tous les pectoraux imaginables ainsi que du goudron, des infusions de coquelicot et des pilules de cynoglosse, surtout si la toux allait jusqu'à empêcher le sommeil.

Si la toux provenait d'une bronchite récente, on aurait recours à quelques bons révulsifs, comme papier Wlinsi, coton iodé, etc.

Traînasse, appelée encore centinode : la traînasse, qui est une plante très commune, a une saveur un peu astringente qui la fait employer avec succès contre la diarrhée et la dysenterie.

Trèfle d'eau. — Les feuilles du trèfle d'eau sont d'une amertume très grande, franche, d'une odeur presque nulle. On les emploie comme toniques et antiscorbutiques. On les a dites également fébrifuges, antigoutteuses et antidartreuses ; on ne peut en faire usage que si les voies digestives sont exemptes d'inflammation.

Tumeur blanche. — Inflammation ou gonflement des grandes articulations, particulièrement celles du genou, du coude, de la cuisse, d'une consistance plus ou moins solide qui dépend de l'altération des parties osseuses ou des parties molles articulaires. Cette grave affection prend ordinairement sa source dans un tempérament lymphatique ou une constitution scrofuleuse. Souvent il n'y a d'abord qu'une douleur très bornée dans un point de l'articulation : d'autres fois, elle occupe tout le pourtour de l'articulation. Il y a gonflement plus ou moins prononcé des parties molles, les téguments prennent une couleur blanc mat ; le membre s'atrophie, les glandes lymphatiques voisines s'engorgent, il se forme des abcès qui se renouvellent ou durent quelquefois longtemps ; et si un repos absolu n'a pas amené une ankylose qui peut mettre fin à la maladie, c'est l'amputation du membre qui s'impose sous peine de mort.

Le traitement doit être dès le début en conformité avec la constitution du malade, et par conséquent, reconstituant et réparateur : toniques analeptiques, iodures de fer, hypophosphite de chaux, huile de foie de morue ; y joindre comme traitement local dès le début, les cataplasmes émollients, narcotiques, fondants, résolutifs, puis les pointes de feu, la teinture d'iode ou les pommades iodées ; et enfin s'il faut en venir là, un appareil pour provoquer et procurer l'ankylose.

U

Ulcères. — Solution de continuité dans les parties molles avec perte de substance qui se change en un pus quelquefois infect. Elle est entretenue par un vice local ou par une cause interne. C'est une plaie qui, au lieu de se cicatriser, tend au contraire à se perpétuer.

La peau et les membranes muqueuses sont les tissus où se montrent le plus souvent les ulcères. On donne le nom de diathésiques à ceux qui sont produits et entretenus par une affection spécifique : tels sont les ulcères cancéreux, scorbutiques, syphilitiques, scrofuleux, variqueux, etc.

Le traitement extérieur des ulcères est généralement celui des plaies, c'est-à-dire les émollients, calmants, aromatiques, antiseptiques, astringents, en cataplasmes, lotions, fomentations, etc.

Quant aux ulcères qui ont pour siège une muqueuse interne, celle de la bouche et de la gorge par exemple, il n'y a pas de pansement possible ; il faut se contenter de toucher la partie vive avec de la teinture d'iode plusieurs fois par jour.

Le traitement interne ne devra pas être négligé, et il se composera surtout de dépuratifs et de toniques. Inutile de dire que le traitement de l'ulcère diathésique, tant interne qu'externe, sera celui de la diathèse.

V

Vaccine. — Maladie pustuleuse provoquée par l'inoculation du virus vaccin comme préservatif de la variole. On peut vacciner dans toutes les saisons; néanmoins, si l'on avait le choix, on devrait préférer le printemps ou l'automne. On peut vacciner aussi à tout âge. Le moment le plus favorable pour les enfants, c'est vers l'âge de trois mois; cependant s'il régnait une épidémie de variole, il ne faudrait pas craindre de les vacciner dès l'âge de quinze jours.

On a reconnu que chez certains individus le vaccin perdait sa propriété préservatrice au bout d'un certain temps, dix ou quinze ans : en sorte que tout le monde ferait bien de se faire revacciner tous les quinze ans. Si le vaccin prend, c'est que la variole aurait pris aussi; s'il ne prend pas, c'est qu'on est encore préservé.

Après la vaccination, il se passe quelques jours pendant lesquels on observe à peine un petit cercle rougeâtre, c'est la période d'incubation; au quatrième jour, on commence à voir une petite élevure rouge qui devient circulaire. Au sixième jour, elle présente l'aspect d'une lentille aplatie et déprimée au centre. Au neuvième jour, la pustule est plus élevée, plus large, remplie de matière. C'est alors que le vacciné éprouve quelquefois une chaleur mordicante, une vive démangeaison et un mouvement.

fébrile. Ensuite la pustule disparait peu à peu, laissant une marque indélébile.

Tous les soins que réclame la vaccination consistent à faire en sorte d'éviter un refroidissement quelconque pendant une quinzaine de jours.

Valériane. — Sa racine est antispasmodique, fébrifuge et vulnéraire. Sa vertu fébrifuge est augmentée lorsqu'on l'associe au quinquina. De toutes ses préparations, la poudre est la plus efficace; elle se donne à la dose de 4 à 30 grammes et même plus dans les 24 heures. Viennent ensuite l'extrait et l'infusion.

On l'emploie cependant aussi en décoction à vase clos, surtout comme antispasmodique; mais comme son action s'use promptement, il faut la continuer et à forte dose, en ayant soin de suspendre plusieurs fois dans le cours d'un traitement. Sa saveur fort désagréable se masque assez bien par l'addition de la menthe.

On peut l'employer encore sous forme de teinture, en pilules et en lavements.

Une décoction d'environ 30 grammes de racine de valériane dans un litre d'eau, pendant une demi-heure en compresses sur une plaié, en calme les douleurs dès la première application.

Varices. — Dilatation plus ou moins considérable et permanente d'une veine avec accumulation du sang dans sa cavité. Une varice offre l'apparence d'une nodosité molle, inégale, indolente, liquide, noirâtre, cédant facilement à l'impression du doigt et reparaissant aussitôt que la compression a cessé. Ces dilatations ont principalement pour siège les membres inférieurs. A un certain état de dilatation médiocre, elles ne sont pour les malades que la source de faibles incommodités ; mais lorsqu'elles ont acquis un grand volume, elles peuvent devenir cause d'accidents plus ou moins graves. Alors elles ne sont plus indolentes ; car la moindre fatigue détermine aussitôt, dans le membre affecté, de l'engourdissement et de la douleur, ainsi qu'une turgescence qui peut amener une rupture de la veine, souvent suivie d'un ulcère difficile et lent à guérir. (Voir ce mot.)

Il peut aussi survenir une hémorragie abondante qu'on arrête par la compression et le perchlorure de fer.

Le traitement consiste dans une compression permanente et régulière des varices au moyen d'un bas élastique, qui est très utile lorsqu'on doit rester quelque temps debout ou se fatiguer beaucoup. Ces bas ne sont pas un remède pour guérir, mais un préservatif très utile empêchant les veines de se dilater et de se rompre.

Variole. — Fièvre éruptive contagieuse et miasmatique. L'invasion de la variole est précédée d'une période d'incubation : il y a de la fièvre, un malaise général, des douleurs dans les reins, le dos, la tête, du coryza, du larmoiement et de l'agitation. Ensuite, du 3ᵉ au 5ᵉ jour, se présentent de petits points rouges qui augmentent rapidement et forment, entre le derme et l'épiderme, des vésicules plates. Celles-ci ne tardent pas à s'élever et renferment d'abord de la sérosité, puis du pus ; leur centre ou sommet, qui s'est enfin aplati, est marqué par cette dépression ombiliquée qui est le signe des pustules varioliques. C'est à cette période de la maladie que surviennent les plus graves complications, et que par conséquent le malade a besoin d'être surveillé de près et bien soigné, le moindre écart, la plus petite imprudence pouvant facilement devenir mortelle. Du 4e au 6e jour de l'éruption a lieu la suppuration des pustules et en même temps une fièvre (la fièvre suppurative), appelée secondaire. Vers le 10e jour commence la dessiccation des pustules, qui se fait remarquer d'abord à la face; la tuméfaction diminue; il se forme une sorte de vaste croûte brunâtre qui tombe cinq ou six jours après : elle est remplacée par des écailles qui se renouvellent plusieurs fois. Mais souvent la dessiccation ne s'opère pas ainsi régulièrement : les pustules s'ulcèrent, et ces ulcérations, altérant l'épaisseur du derme, laissent, après leur guérison, des cicatrices ineffaçables. D'autres fois il n'y a ni dessiccation, ni formation de croûtes ; les pustules s'affaissent rapidement; il survient une prostration de l'énergie vitale et par là un ensemble de symptômes adynamiques promptement mortels.

Les pustules peuvent être discrètes, c'est-à-dire rares et isolées, — ou confluentes, c'est-à-dire nombreuses et pressées. Elles occupent tout le corps, mais principalement le visage, les mains et les pieds, quelquefois même les muqueuses du palais et du gosier. Lorsqu'elles sont d'une couleur grisâtre et sans bouffissure, c'est un très mauvais signe; au contraire, le gonflement de la face et des extrémités fournit un pronostic favorable.

Le traitement, qui doit être confié à un médecin, consiste à régulariser, dans la mesure du possible, la marche de la maladie, qu'il ne peut être question d'arrêter. Au début, diète, boissons sudorifiques, chaleur régulière et modérée, des calmants s'il y a agitation exagérée, des excitants si le pouls se ralentit.

Il importe que la fièvre suive son cours et se maintienne jusqu'à ce que l'éruption soit bien faite. Lorsque les pustules renferment du pus, on les ouvre, surtout celles du visage, avec une épingle, et on lave avec de l'eau de goudron tiède ou du coal-tar.

On doit tenir les malades très proprement, renouveler l'air de la chambre tout en y entretenant une température modérée.

Pour la variole, comme pour les autres fièvres éruptives, s'il arrivait que, par une cause ou par une autre, l'éruption disparaisse brusquement, il faudrait la rappeler le plus promptement possible et et par tous les moyens possibles. (V. Rougeole.)

Vermifuges. — (V. Semen-contra.)

Verrue. — Excroissance cutanée indolente, ayant une certaine consistance sessile, ou pédiculée, quelquefois mobile et superficielle, ordinairement implantée dans l'épaisseur du derme et siégeant aux mains.

On peut essayer un certain nombre de moyens pour les faire disparaître : d'abord le suc laiteux de certaines plantes, comme la chélidoine, appelée vulgairement grande-éclaire, quand on peut se la procurer et l'appliquer plusieurs fois par jour; les feuilles de raiponce écrasées; un peu de farine de blé arrosée de vinaigre très fort : le tout en applications locales plusieurs fois par jour. Afin de préserver la peau du voisinage, on la couvre d'un morceau de sparadrap ou de taffetas, percé d'un petit trou pour le passage de la verrue, et alors c'est sur elle seulement que portent les applications.

Le moyen le meilleur et le plus prompt serait l'acide nitrique ou azotique; mais comme il n'est pas sans danger, on ne saurait le conseiller : il est trop facile de s'estropier sous prétexte de faire disparaître un rien. L'acide acétique présenterait moins de danger ; la teinture d'iode peut souvent suffire.

Vers intestinaux. — Parasites de l'intérieur du corps humain, se développant de préférence chez les jeunes enfants faibles, scrofuleux, nourris de crudités, de fruits, de sucreries, buvant de l'eau de citerne non filtrée. Les symptômes les plus ordinaires sont : la pâleur, un frottement de nez fréquent, un cercle bleuâtre autour des yeux, des coliques, des alternatives de constipation et de diarrhée, un dépérissement sensible. Aux personnes qui affirment que lorsqu'un enfant ne rend pas de vers, après l'administration d'un ou plusieurs vermifuges, c'est qu'il n'en a pas, on peut demander si le vermifuge employé était suffisamment énergique et s'il a été administré convenablement. A une mère affirmant que son enfant n'avait point de vers parce qu'il venait de prendre plusieurs vermifuges sans résultat, un médecin affirmait qu'il était rempli de vers ; et un vermifuge administré le lendemain en bonnes conditions justifiait les affirmations du médecin. (Voir Semen-contra.)

Vertiges, éblouissements, étourdissements. On a le vertige quand on voit tout à coup les objets tourner et qu'on se sent menacé de tomber à terre, et obligé de chercher un appui dans le premier objet qui se présente.

Si ces troubles nerveux se font sentir chez une personne forte jouissant d'une bonne santé et d'un certain âge, ils peuvent être regardés comme des menaces de congestion au cerveau ou d'apoplexie (v. ce mot). Il faut alors éviter les efforts soutenus, les excès de table, le vin, les alcooliques, la chaleur, principalement à la partie supérieure du corps et surtout la constipation. — S'ils se produisent chez une personne faible, il y a lieu de les considérer comme des signes de faiblesse demandant un régime tonique.

Vésicatoires. — Topique appliqué sur la peau pour y déterminer une sécrétion séreuse dans un but dérivatif ou pour combattre un engorgement interne, un épanchement pleurétique quelconque. Ils sont ordinairement composés de poix blanche, de térébenthine et de poudre de cantharide.

Selon l'effet qu'on veut obtenir et le mode de s'en servir, on distingue le vésicatoire volant et le vésicatoire permanent ou à demeure ou encore vésicatoire simplement dit. Ce qui les différencie, c'est que le vésicatoire volant se panse de manière à le faire guérir promptement, tandis que le vésicatoire à demeure se panse de manière à entretenir la suppuration. De plus, le vésicatoire volant reste appliqué moins longtemps que le vésicatoire à demeure.

Un vésicatoire se place à l'endroit voulu, préalablement lavé à l'eau-de-vie ou au vinaigre pour échauffer la peau et y attirer le sang ; on maintient dessus pendant un instant une douce chaleur, simplement par l'application de la paume de la main, pour faciliter son adhésion à la peau. Après 10 ou 12 ou même 15 heures d'application, selon l'intensité de l'effet qu'on veut obtenir, l'ampoule qu'il a dû produire doit être suffisante pour qu'il soit temps de l'enlever, ce qu'on fait avec un peu de précaution : au moyen d'une épingle on perce l'ampoule pour en faire sortir la sérosité, après quoi on couvre l'emplacement du vésicatoire avec un léger cataplasme émollient placé entre deux linges très fins. On le renouvelle toutes les cinq ou six heures. — Après 24 heures, on procède différemment selon qu'il s'agit d'un vésicatoire volant ou d'un vésicatoire à demeure : dans le premier cas, comme il a été dit ci-dessus, on cherche à guérir la plaie et on la traite comme les plaies ordinaires ; dans le second cas, on enlève la peau morte de l'ampoule et on panse de préférence au moyen du papier épispastique d'Albespeyres, ou, si on ne l'a pas sous la main, au moyen de papier très fin enduit de cérat et fréquemment renouvelé. Si la plaie venait à s'enflammer, on pourrait recourir aux cataplasmes émollients. Il est important bien souvent, et particulièrement dans la pleurésie, de faire couler le vésicatoire aussi abondamment que possible.

Vipère (morsure de). — Si la morsure a été faite au travers d'un vêtement, elle ne sera pas bien dangereuse, le tissu du vêtement a arrêté ou détourné une partie du venin ; si c'est à nu, le danger sera proportionnel à la force de la vipère, à son degré plus ou moins grand d'agacement, à la chaleur du jour et à la faiblesse de la personne mordue. Si c'était possible, c'est-à-dire si on avait sous la main ce qui est nécessaire pour cela, fer chauffé à blanc, ammoniaque liquide ou permanganate de potasse, ou acide chromique ou acide phénique, il faudrait cautériser la plaie. Mais en attendant, étant donné que le venin n'est dangereux qu'à condition d'être incorporé au sang et de passer dans la circulation, la première chose à faire si possible, est de sucer fortement la piqûre en crachant le sang et le venin qu'on en tire : les personnes qui ont la bouche saine, c'est-à-dire sans aucune érosion, peuvent le faire impunément ; au moins on essayera de presser la plaie dans tous les sens pour la faire saigner. Ensuite on serrera fortement le membre mordu, entre la morsure et le cœur, de manière à arrêter ou diminuer la circulation du sang. Toutefois, comme il importe que le cours du sang ne soit pas complètement arrêté pendant longtemps, il faut desserrer le lien quand le malade se trouve un peu moins mal, sauf à le serrer de nouveau si les accidents augmentaient.

Comme ce n'est guère qu'une ou deux heures après la morsure que le blessé éprouve les symptômes, oppression, angoisse, nausées, diarrhée, quelquefois syncope, convulsions, stupeur, hématurie, surdité : il a pu regagner son domicile pour y recevoir les soins que nécessite sa situation. Dès qu'il sera dans son lit, on le réchauffera et on lui fera prendre une infusion stimulante, à laquelle on ajoutera une cuillerée d'eau-de-vie ou d'eau de mélisse ; on n'oubliera pas non plus l'alcali à la dose d'une dizaine de gouttes par verre. Le médecin, d'ailleurs, dirigera les médicaments suivant les accidents qui se présenteront.

Vomissement. — Acte par lequel les substances contenues dans l'estomac sont rejetées au dehors. Quelquefois on le provoque à l'effet de débarrasser l'estomac et les voies digestives, dans le cas par exemple d'embarras gastrique ; d'autres fois au contraire, il se présente si fréquemment qu'il faut le faire cesser : et en pareil cas une boisson très froide, glacée même, réussit fort bien à l'arrêter.

Vomitifs. — Tous les moyens employés pour provoquer et procurer un vomissement sont des vomitifs. Toutefois ce nom est réservé à des substances douées d'une propriété vomitive constante provenant d'un principe particulier qui leur est propre,

comme l'émétique et l'ipéca, qui sont les deux substances les plus employées, soit seules, soit en mélange. (V. ces mots.)

Vulnéraires. — On nomme ainsi les plantes
qu'on utilise de différentes manières dans les chutes,
contusions, plaies, etc. Elles sont indiquées, au moins
les principales, ainsi que la manière de les employer
aux mots Plaies, Chutes, Contusions, Coupures.

Z

Zona. — Phlegmasie cutanée qui entoure sous forme de demi-ceinture la poitrine ou l'une des trois régions de l'abdomen. C'est une éruption vésiculo-bulleuse qui tient de l'herpès phlycténoïdes. Il s'annonce par des taches irrégulières d'un rouge vif qui se montrent quelquefois aux deux extrémités de la zone pour se rejoindre par des taches intermédiaires plus petites. Ces taches sont bientôt surmontées de petites vésicules blanches, qui dans l'espace de deux ou trois jours acquièrent le volume d'une lentille et renferment une humeur qui devient séro-purulente. Au bout de huit jours au moins et de trente jours au plus, ces vésicules sont desséchées et ne laissent plus d'autre trace que des taches d'un rouge foncé en bandes obliques ou régulières qui s'effacent peu à peu.

L'état aigu du zona s'accompagne de mouvement fébrile et d'une douleur locale quelquefois fort aiguë. Le plus souvent, le repos, le régime et les boissons tempérantes suffisent pour tout traitement. Il faut s'abstenir de cataplasmes émollients ou opiacés; on se contente de préserver la peau de tout frottement en la saupoudrant d'amidon.

S'il survenait une inflammation vive, on la couvrirait de papier enduit de cérat, c'est-à-dire qu'on la traiterait comme une plaie.

APPENDICE

PRONOSTICS OU SIGNES DE MORT

Un pronostic est un jugement, une prévision, une sorte de prédiction ayant pour objet la marche que doit suivre une maladie dans son évolution, sa durée, et particulièrement son mode de terminaison, c'est-à-dire l'espoir d'un retour à la santé ou la crainte de la mort. Un pareil jugement ne comporte guère une certitude, mais une probabilité d'autant plus grande que les raisons ou motifs qui doivent lui servir de base sont scientifiquement déduits d'une connaissance plus grande et de la maladie et du malade. A chacune des maladies sérieuses dont il a été question dans le cours de ce travail, ces motifs d'espérance ou de crainte ont été suffisamment indiqués. Toutefois, s'il n'est pas tout à fait facile, il ne sera sans doute pas inutile de rappeler ici, comme en une sorte de résumé, les principaux signes qui peuvent faire craindre un dénouement fatal et dont il est bon de tenir le plus grand compte : car, à part les intérêts de famille, qui ne sont pas à négliger, il y a encore des considérations d'ordre religieux qui sont de première importance.

La mort n'étant, pour le corps, que la cessation des fonctions vitales, telles que la respiration, la circulation, la nutrition, il en résulte que toute affection qui s'attaque à quelque organe essentiel, à quelqu'une de ces fonctions, dispose et conduit à cette cessation plus ou moins fortement et prochainement, selon que l'attaque est plus ou moins forte et plus ou moins combattue. Pour arriver à une appréciation aussi exacte que possible des différents symptômes qui servent à motiver et émettre un pronostic, il importe de tenir compte non seulement de la maladie elle-même, mais encore de l'âge et de la constitution du sujet au point de vue de la résistance qu'il peut opposer aux troubles fonctionnels dont il est affecté, ainsi que du traitement qu'on peut lui faire subir. De plus, il est nécessaire de tenir également compte de certains antécédents qui remontent quelquefois à une époque assez éloignée ou qui même sont héréditaires. Certaines diathèses, dartreuse, rhumatismale, syphilitique, peuvent compliquer une affection et autoriser un pronostic qui ne serait pas suffisamment motivé sans cette complication. C'est ainsi, pour ne citer qu'un exemple, qu'une pneumonie devra être jugée plus sérieuse, c'est-à-dire dangereuse, chez un individu qui compte quelque membre de sa famille mort de phtisie.

Considérée comme terminaison d'une maladie, la mort qui n'est pas subite est ordinairement précédée de symptômes qui l'annoncent d'une manière suffisamment claire. Les phénomènes qui annoncent une terminaison défavorable varient naturellement avec le genre d'affection qui prédomine lorsque survient la complication ; c'est pourquoi nous en avons dit un mot à chaque affection sérieuse, et il n'est pas possible ici d'en parler sans reprendre en détail chacune de ces affections. Toutefois, presque dans toutes les maladies qui doivent finir par la mort, on peut remarquer un amaigrissement rapide et continu, l'altération profonde de la physionomie, l'excavation des yeux, leur aspect terne et éteint; quelquefois une sorte de résurrection de quelque faculté dont l'usage laissait à désirer : on a vu des individus presque atteints de surdité recouvrer, sur leurs derniers jours, l'usage de l'ouïe. Ajoutez l'aspect cadavéreux de la face, le nez saillant et effilé, l'apparition d'une sécrétion pultacée ou d'aphtes à la muqueuse de la bouche, la petitesse et l'irrégularité du pouls, son intermittence; la difficulté de la déglutition, des vomissements fréquents, l'aphonie ou difficulté de la parole, le hoquet persistant, le relâchement des lèvres, l'abolition progressive et continue du sentiment et du mouvement, les excrétions involontaires, le froid des extrémités, de la souffrance aux talons, des sueurs froides, des syncopes; les escharres gangréneuses aux parties soumises à la pression, les soubresauts, l'agitation automatique des mains, la persistance à vouloir ramasser des objets qui semblent se trouver à portée ; l'impossibilité de conserver une position qui semble naturelle et plus convenable que celle où le malade retombe facilement; l'inaction des sinapismes.

Tels sont les principaux signes qui servent de motif à un pronostic défavorable. Il va sans dire qu'il n'est ni nécessaire ni possible qu'ils se trouvent tous réunis pour qu'il y ait un signe certain de mort assez prochaine; mais il va sans dire aussi que la certitude sera d'autant plus grande qu'ils seront en plus grand nombre et mieux caractérisés.

ERRATA

Page 10, ligne 21, au lieu de *Mindérétus*, lire : *Mindérérus*.

Page 51, ligne 15, au lieu de *liquidambor*, lire : *liquidambar*.

Page 58, ligne 9, après *faire*, ajouter : *usage*.

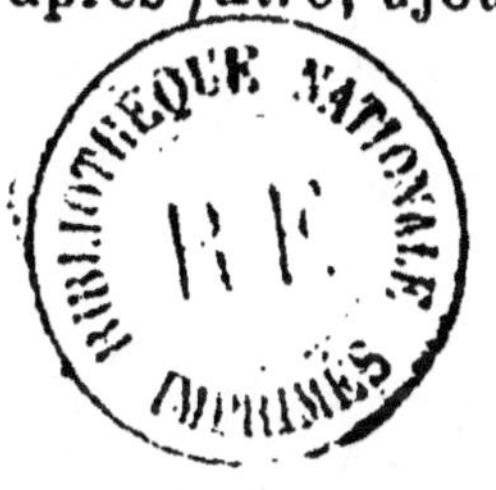

Lyon. — Imprimerie Emmanuel VITTE, rue de la Quarantaine, 18.

9 782016 135075